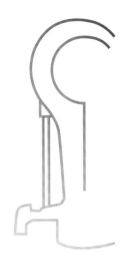

Scheimpflug
眼前节综合诊断分析仪
临床应用

主　审

　　周行涛（复旦大学附属眼耳鼻喉科医院）

主　编

　　黄锦海（复旦大学附属眼耳鼻喉科医院）

副主编

　　涂瑞雪（温州医科大学附属眼视光医院）

　　王晓瑛（复旦大学附属眼耳鼻喉科医院）

　　俞阿勇（温州医科大学附属眼视光医院）

　　余金津（复旦大学附属眼耳鼻喉科医院）

人民卫生出版社

·北　京·

图书在版编目（CIP）数据

Scheimpflug 眼前节综合诊断分析仪临床应用 / 黄锦海主编. —北京：人民卫生出版社，2023.5
ISBN 978-7-117-34742-6

Ⅰ. ① S⋯　Ⅱ. ① 黄⋯　Ⅲ. ① 眼病 – 诊疗 – 医疗器械　Ⅳ. ①TH786

中国国家版本馆 CIP 数据核字（2023）第 069489 号

人卫智网　**www.ipmph.com**	医学教育、学术、考试、健康，购书智慧智能综合服务平台
人卫官网　**www.pmph.com**	人卫官方资讯发布平台

Scheimpflug 眼前节综合诊断分析仪临床应用
Scheimpflug Yanqianjie Zonghe Zhenduan Fenxiyi
Linchuang Yingyong

主　　编：黄锦海
出版发行：人民卫生出版社（中继线 010-59780011）
地　　址：北京市朝阳区潘家园南里 19 号
邮　　编：100021
E - mail：pmph @ pmph.com
购书热线：010-59787592　010-59787584　010-65264830
印　　刷：北京盛通印刷股份有限公司
经　　销：新华书店
开　　本：710×1000　1/16　印张：11
字　　数：191 千字
版　　次：2023 年 5 月第 1 版
印　　次：2023 年 7 月第 1 次印刷
标准书号：ISBN 978-7-117-34742-6
定　　价：85.00 元

打击盗版举报电话：**010-59787491**　E-mail：WQ @ pmph.com
质量问题联系电话：**010-59787234**　E-mail：zhiliang @ pmph.com
数字融合服务电话：**4001118166**　E-mail：zengzhi @ pmph.com

编委会

眼是人体最重要的器官之一。古往今来，人们对眼的探究不仅仅局限于"秋水明眸"的外观，更聚焦于"洞察秋毫"的视觉。精准的眼生物测量是患者视觉质量提高的基石。从宏观到微观、从超声到光学、从分段到一体、从毫米到微米，得益于眼科生物测量技术不断更新迭代的发展，眼球各结构的精确数据化已变成现实。

角膜作为人眼的主要屈光介质，其形态学测量是眼科领域的重要内容之一。经过多年的探索，角膜地形图的测量原理也在推陈出新，包括裂隙扫描法、Placido 盘法、Scheimpflug 摄像法、干涉测量法及波前像差测量法等。目前常用角膜地形图仪主要基于 Placido 盘和 Scheimpflug 摄像两种原理，Placido 盘技术仅能测量角膜前表面数据，Scheimpflug 摄像则在增加焦深的同时，可快速获取角膜前后表面数据，实现全角膜三维重建。Scheimpflug 摄像的测量范围远不拘于此，它还能够对前房及晶状体进行清晰成像与分析，临床应用广泛。

《Scheimpflug 眼前节综合诊断分析仪临床应用》是国内第一本全面详尽阐述 Scheimpflug 眼前节综合诊断分析仪相关技术的书籍。本书主编黄锦海教授是上海市东方学者，在国际上首次提出并建立了扫频光学相干断层成像技术（swept-source optical coherence tomography，SS-OCT）作为新的眼科生物测量技术"金标准"，达到国际先进的评价体系。他领衔团队针对眼球生物测量技术及中高端医疗设备进行大量试验和临床评估，建立一套较完善的评价标准。该书还邀请业内专家及临床有丰富 Scheimpflug 眼前节综合诊断分析仪操作经验的学者共同编写，以 Scansys 为实例，全面涵盖其技术原理、界面介绍、读图原则及其角膜地形图在临床上的应用解析。本书内容丰富，具有高度的新颖性和实用性，如 Scheimpflug 眼前节综合诊断分析仪在屈光性白内障手术中的应用、在角膜接触镜的仿真试戴中的应用、在青光眼分析中的应用等。本书语言简明扼要，学术性强，弥补了国内 Scheimpflug 眼前节综合诊断分析仪应用方面书籍的空白，对眼科医师、视光师、住院规培医师、研究生等，具有较高的指导价值。本书将为广大眼科和视光学同道提供系统参考，也请读者们批评指正。

周行涛

2023 年 03 月

　　首先热烈祝贺复旦大学附属眼耳鼻喉医院医工交叉创新研究院常务副院长黄锦海主编《Scheimpflug 眼前节综合诊断分析仪临床应用》著作的出版，同时我也非常高兴能够荣幸受邀为该书作序。随着近代科学的发展和人们对视觉质量要求的逐渐提高，临床对眼球测量的要求趋于更加深层次化、精细化、数字化，由此各项眼部生物测量技术应运而生。

　　Scheimpflug 成像技术最早应用于航空摄影，其基于特殊的光学原理，即当物平面、镜头平面、像平面倾斜相交于一个点或一条线上时，可以增加焦深，从而获得大范围的清晰图像。19 世纪，Scheimpflug 成像技术被引入眼科领域，从而开启了眼部测量的新纪元。它可以通过短时间内获取角膜全面的生物结构参数，提供全角膜三维重建，为各类屈光手术的术前评估、角膜塑形镜的验配及圆锥角膜等角膜相关疾病的诊断提供依据，对眼前节疾病的诊断和疗效及预后评估均具有重要的指导意义。

　　Scheimpflug 成像技术是眼部生物测量不可或缺的技术之一，然而时至 2019 年，国内仍没有相关的测量仪器，只能购买进口仪器，其价格昂贵及长期售后服务等问题使得中小型医疗机构难以负担。而国产 Scheimpflug 眼前节综合诊断分析仪 Scansys 的出现，在一定程度上解决了这一问题，且该机型功能多样，可提供角膜厚度、房角、前房深度、前房容积等大量眼前节参数，可满足临床的需求与同类设备相媲美。

　　国内目前尚缺乏全面细致阐述 Scheimpflug 眼前节综合诊断分析仪相关内容的指导性专著。目前由上海市特聘教授、东方学者黄锦海领衔团队主编的《Scheimpflug 眼前节综合诊断分析仪临床应用》这一著作的出版十分及时。本书共分六个章节，分别阐述了仪器的基本原理、规范读图、不同类型地形图的临床应用，在屈光性白内障手术、角膜接触镜验配及青光眼分析中的应用，每一章节均由业内权威专家及临床有丰富 Scheimpflug 眼前节综合诊断分析仪操作经验的学者共同编写，兼顾实用性及专业性，并配以大量临床真实案例辅助理解学习。此书凝结了专家们的丰富经验及见解，并与新兴设备相结合，是不可多得的一本专业性书籍，相信能够为眼科领域的临床医师提供参考，故值得推荐。

张丰菊

2023 年 03 月

第一章

绪论

第一节 Scheimpflug 成像技术简介

Scheimpflug 成像原理是由奥地利海军制图师 Theodor Scheimpflug 首先提出的，当时主要应用于航空摄影方面。它是一个特殊状态下的光学系统，当物平面、镜头平面、像平面倾斜相交于一个点或一条线上时，可以增加焦深，而图像的失真较小，从而获得大范围的清晰的图像。当然，图像的清晰度还与屈光介质的透明度相关。

Scheimpflug 成像原理能够记录从角膜前表面至晶状体后表面的图像，因其聚焦较深且成像变形较小的优点，对于眼部疾病，尤其是眼前节疾病的临床诊断、疗效评估以及随访观察都有着重要的作用。

第二节 Scheimpflug 成像技术的发展

自 19 世纪 50 年代，Drews 将 Scheimpflug 成像技术引入眼科领域以来，相继问世了多种眼前节分析系统。在 1987 年，第一台应用于眼科领域基于 Scheimpflug 成像原理的仪器是由 Dragomiescu 和 Hock 设计建造的 Topcon SL-45 Scheimpflug camera（Topcon）。此后陆续出现由 Oxford group 设计的 Oxford CASE 2000（Oxford）、Carl Zeiss 公司生产的 Zeiss SLC（Zeiss）和 Nidek 公司生产的 EAS 1000（Nidek）。这些仪器都是基于 Scheimpflug 成像原理的眼前节分析系统（图 1-2-1）。

在 2002 年，Oculus 公司推出了第一台利用旋转 Scheimpflug 相机原理的仪器 Pentacam 眼前节分析仪（Oculus），Pentacam 也是目前临床上应用最广泛的 Scheimpflug 成像的仪器。它可以在 2 秒内拍摄 25 张图像，构建成三维数据，从而获得角膜前表面到晶状体后表面的生物结构参数，包括角膜形态、角膜曲率、角膜厚度、前房深度、晶状体的位置与密度，同时可提供角膜前后表面的 Zernike 函数进行波前像差的分析。该仪器广泛应用于角膜屈光手术、白内障手术、角膜膨隆性疾病的早期诊断、青光眼疾病的早期防治。

随后，临床上又出现了许多基于 Scheimpflug 成像技术的仪器，如：将 Scheimpflug 成像原理与 Placido 盘相结合的 Sirius 眼前节分析仪（CSO），利用双旋转 Scheimpflug 相机结合 Placido 盘的 Galilei 眼前节分析仪（Ziemer），2019 年，国内上海美沃公司（Mediworks）推出的国内第一台利用旋转 Scheimpflug 相机原理的仪器 Scansys 眼前节分析仪（Mediworks）。

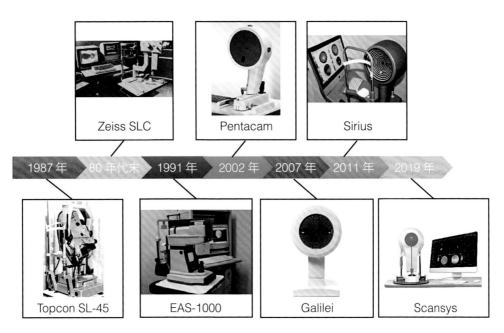

图 1-2-1 仪器出现时间轴向图

第三节 Scheimpflug 眼前节综合诊断分析仪分类

Pentacam 眼前节分析仪（Oculus）是目前临床上应用最广泛的 Scheimpflug 成像的仪器，结合了旋转的 Scheimpflug 相机和静态照相机，一次测量即可获得眼前节的多幅图像。Scheimpflug 相机采用的光源为波长 475nm 的二极管激光，通过 360° 旋转摄像拍摄 25 或 50 张裂隙图像，每张图片可获取 500 个真实的高度点，继而重建角膜前后表面地形图。静态照相机则是安置于被检测的瞳孔轮廓中心，用于拍摄和矫正眼球的运动。同时，Pentacam 还提供了角膜的厚度图、角膜的像差分析、晶状体密度测量和模拟的眼前节三维图像。

Sirius 眼前节分析仪（CSO）由单旋转的 Scheimpflug 相机和 Placido 盘（22 环）组合而成。结合了 Scheimpflug 相机聚焦深和 Placido 盘覆盖范围大的优势，二者相辅相成，可以充分分析全角膜表面形态，获取完整的角膜厚度、角膜前后表面的曲率图和高度图等，满足了多种临床需求。该仪器使用波长为 475nm 的二极管光源，通过分析角膜前表面 35 632 个及后表面 30 000 个测量位点，在一次扫描即可获取 25 张 Scheimpflug 图像和 1 张 Placido 图像。其中角膜后表面、虹膜和晶状体前表面信息均由 Scheimpflug 相机独立获得，而前表面数据通过综合 Scheimpflug 相机和 Placido 盘二者获得。

Galilei 眼前节分析仪（Ziemer）则是双旋转的 Scheimpflug 相机与 Placido 盘（20 环）的结合，每次扫描约 2 秒，可一次性捕捉超过 122 000 个测量位点。该仪器采用两个光学性能相同、相距 180° 并对称于旋转轴的 Scheimpflug 相机，有利于避免追踪眼球运动时产生的偏心和提高测量的准确性，对二者获取的数值进行平均，以减少测量误差。通过特殊算法整合 Scheimpflug 相机和 Placido 盘的测量数据，Galilei 可获取角膜屈光度、角膜厚度、前后表面高度和波前像差等多种眼部参数。

Scansys 是美沃（MediWorks）公司推出的一款三维眼前节分析诊断系统，成像技术采用旋转 Scheimpflug 摄像扫描原理。该系统内置两台摄像机，一台摄像机进行瞳孔定位，另一台进行 0°~ 180° 的环绕角膜旋转，以覆盖 360° 眼前节数据。Scansys 软件 360° 旋转拍摄后可获得 28/60 张高清角膜前后表面断层图片，共可采集 107 520/230 400 个数据点，通过分析计算，生成一系列角膜地形图，如角膜厚度图、高度图等，为眼前节的临床诊断提供有力的支持。同时，Scansys 软件还提供房角、晶状体、前房深度、前房容积等测量数据，从这一角度而言，Scansys 兼具角膜地形图仪、角膜测厚仪的功能以及前节光学相干断层扫描技术和 B 超的部分功能（图 1-3-1）。

此外，Scansys 成像技术可自动跟踪与校准检查过程中患者的眼球运动，进而从根本上避免单一角度扫描角膜所带来的鼻侧阴影误差，同时降低阴影对角膜三维成像有效性的影响。

Scansys 软件的旋转成像技术在中央角膜测量数据的准确性方面具有优势。旋转摄像校准了眼球的运动，摄像时间短，检查方式又为非接触式无创性，且对整个角膜区域进行实时检测，便于眼球静止状态下的图像获得，并且避免全方位

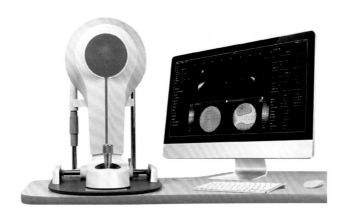

图 1-3-1 Scansys

扫描时所产生的误差。自动扫描重复性好，避免了手动测量带来的误差。此外，旋转测量可在角膜中心获得 107 520 甚至更多的数据点，测量结果的准确性得到保障。

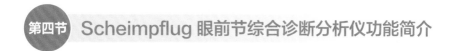

第四节 Scheimpflug 眼前节综合诊断分析仪功能简介

Scheimpflug 眼前节综合诊断分析仪的分析系统功能全面且广泛，市面机型较多，下面对其功能做具体介绍（表 1-4-1）。

表 1-4-1 Scheimpflug 眼前节综合诊断分析仪主要功能

功能	Pentacam	Sirius	Galilei	Scansys
眼前节数据概览	√	√	√	√
圆锥角膜分析	√	√	√	√
青光眼分析	√	√	√	√
白内障诊断	√		√	√
智能人工晶状体优选				√
像差及视觉质量分析	√	√	√	√
角膜接触镜的仿真试戴	√	√		√
用户功能订制				√

1. 眼前节数据概览 常见的多种 Scheimpflug 眼前节综合诊断分析系统采用旋转 Scheimpflug 摄像扫描原理，可获得角膜断层形态图，从而可以观察到整个角膜（从角巩膜缘到角巩膜缘）。临床医生根据该图可以对被检者的角膜形态有一个基本的了解，并且可以基本判断前房深度以及虹膜轮廓是否正常。同时，部分最新的机型（如 Scansys）自带灰度计算功能，可以计算选中区域的灰度值，从而测量角膜密度。

通过对拍摄的 Scheimpflug 图像进行分析，软件可以给出角膜的基础参数数据，如角膜前后表面曲率值、散光值、非球面性 Q 值、Zernike 波前像差、角膜厚度数据、角膜体积、角膜直径、瞳孔直径等，使临床医生对被检者的角膜能有进一步了解。

2. 角膜厚度测量 软件可以提供全面的角膜厚度数据，包括角膜最薄点厚度、瞳孔中心厚度、顶点厚度以及角膜前表面最大曲率处厚度。角膜厚度数据对于角膜屈光手术的术前筛查至关重要，此外还可评估屈光术后角膜剩余厚度。在诊断圆锥角膜以及圆锥角膜的分级中，角膜厚度测量同样提供了有价值的数据。

3. 圆锥角膜筛查 软件提供的屈光四联图显示了角膜前表面轴向曲率图、前后表面高度图和角膜厚度图以及许多角膜特定的指标，比如陡峭 / 平坦曲率值和轴向、平均曲率值、角膜顶点厚度、瞳孔中心及角膜最薄点。软件对于角膜曲率和角膜厚度等数据进行联合分析，适用于临床大部分的角膜病变筛查工作，有效地减少了假阴性 / 假阳性结果，笔者团队认为其可作为屈光术前对圆锥角膜早期筛查强有力的工具。

不同的机型（如 Scansys 等）具有各自独特的圆锥形态分析参数，包括前后表面圆锥角膜指数、人工智能（artificial intelligence，AI）参考指数、支持向量机（support vector machine，SVM）以及综合上述数值得出的圆锥角膜概率（keratoconus probability，KCP），可为临床医生提供参考依据。

4. 房角分析 通过拍摄的 Scheimpflug 图像，软件可对房角进行拟合，从而计算出一个房角值，同时还可提供角膜体积、前房容积、前房深度以及角膜直径等参数。像 Scansys 独有的房角开放距离（angle opening distance，AOD）模块还可对角膜后表面到虹膜的垂直距离做一个趋势分析，整个房角分析模块对青光眼的诊断具有一定的启示意义，同时可追踪激光虹膜周切术后的效果。

5. 晶状体灰度分析 部分机型还具有晶状体分析模块，以 Scansys 为例，其具有的模块针对晶状体从横截面和纵截面两个维度对灰度值进行了计算，从而得到选定点的晶状体密度。根据图像的灰度，将晶状体密度定为 0 ~ 100。这一模块对于白内障的诊断有辅助作用。

6. 像差及视觉质量分析　软件还可以提供全面的角膜像差数据，包括角膜前表面、角膜后表面以及全角膜像差，进行视觉质量分析，并可进行视觉质量模拟。角膜像差数据对于角膜屈光手术的精准和个性化的治疗方案设计至关重要。

7. 角膜接触镜的仿真试戴　针对角膜接触镜的临床需求，在测得被检测角膜地形图的基础上，软件能够推荐多款适合被检者角膜的接触镜并模拟裂隙灯下角膜荧光染色情况，加快了角膜塑形镜验配的流程，免去了被检者多次角膜染色的困扰。

除上述功能外，相信在未来的临床实践中会开发出更多的应用价值。

第二章

进阶读图法

Scheimpflug 眼前节综合诊断分析仪可以将眼前节结构（包括角膜、前房、虹膜、晶状体）数字化，转化为图形表示，通过发现和分析特异性变化辅助临床诊断。规范的阅图流程是快速、准确找到有用信息的基础。为便于理解，本章以 Scansys 三维眼前节分析仪为例进行具体阐述。

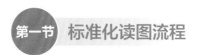

规范读图才能快速、准确的诊断。以圆锥角膜为例，图 2-1-1 为标准化读图流程。

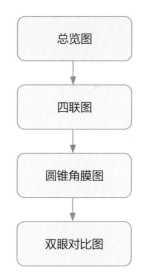

图 2-1-1 标准化读图流程

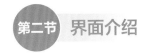

第二节 界面介绍

（一）总览图（图 2-2-1）

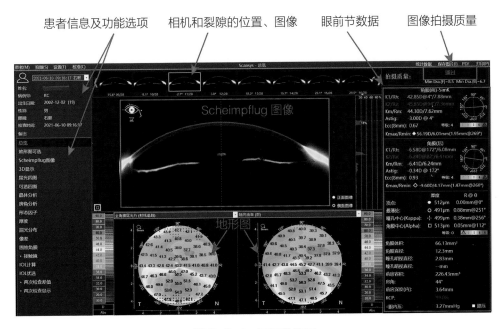

图 2-2-1 界面总览图

首先进行图像质量评估，图 2-2-1 右上角可显示拍摄质量，如果显示"通过"（图 2-2-2），则测量结果可用于眼前段形态上常规临床诊断。如显示"未通过"，点击此处弹出对话框（图 2-2-3），可了解到影响采集图像合格的指标，包括角膜前后表面的分析区域、可用数据、丢失片段、丢失连续片段、模型偏离、眼动、对准、亮点偏离。分析区域不足提示测量面积不够，提醒患者睁大眼睛重新测量；可用数据不足时，可能是睫毛遮挡、光线问题，应在暗环境下重新测量；丢失片段较多可能是由于测量过程中眨眼所致，嘱患者测量前充分眨眼后睁大眼睛再进行测量；模型偏离未通过时，须按上述要求调整后再测量；眼动报警时，检查者须告知患者盯住固视灯；对准选项报警提示在对焦清晰后开始拍摄前仪器或患者出现移动。

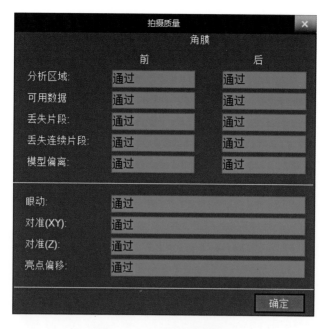

图 2-2-2 拍摄质量通过

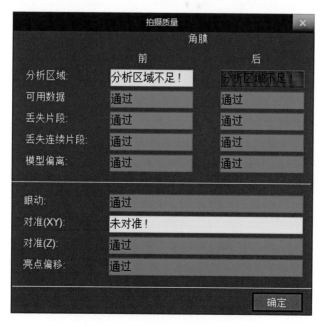

图 2-2-3 拍摄质量：分析区域不足

由于图像分析软件可能会判断出现偏差，有时需要查看原始 Scheimpflug 扫描图，来判断数据可靠性，以及快速查看角膜、前房、晶状体情况（图 2-2-4 ~ 图 2-2-6）。

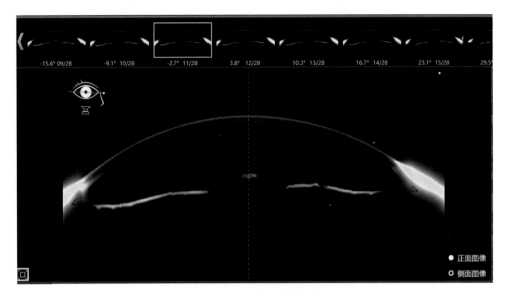

图 2-2-4 正常角膜形态图

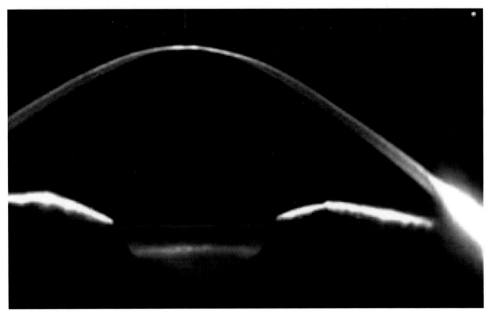

图 2-2-5 圆锥角膜形态图

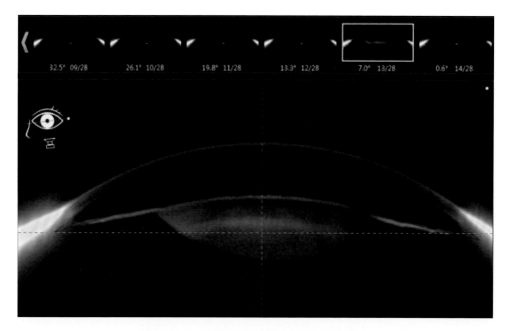

图 2-2-6　晶状体混浊眼的 Scheimpflug 图

在 Scheimpflug 扫描图上，需要了解关注以下几点。

角膜：观察角膜形态和厚度情况，角膜是否透明，提示有无伤口、瘢痕等。

前房：中央、周边前房深度是否正常，观察房角情况，瞳孔和虹膜情况。

晶状体：观察是否透明，光学密度有无特殊改变，混浊的部位、程度及前后囊膜（部分散瞳后）情况。

（二）四联图

四联图又叫屈光四图，是流程中的重要环节，直观地呈现了被检者角膜情况，可快速诊断圆锥角膜典型病例。近年来研究认为早期圆锥角膜在角膜前表面形态正常的情况下，可能已经出现后表面的变化，因此临床上使用的阅图顺序为：后表面高度图（①）、前表面高度图（②）、前表面轴向曲率图（③）、角膜厚度图（④）（图 2-2-7）。在四联图中观察其中不规则形状，先看图形形态，再看数值。分别分析每一幅图。

在四联图界面右侧（图 2-2-8）显示了角膜前后表面的角膜曲率、曲率半径、散光值、离心率（eccentricity，ECC）值、角膜厚度值和其他一些反映角膜、瞳孔、前房情况的重要参数。图 2-2-8 中序号①②③为仪器内置的圆锥角膜分

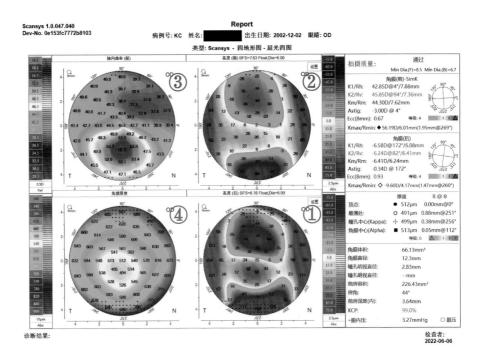

图 2-2-7　四联图

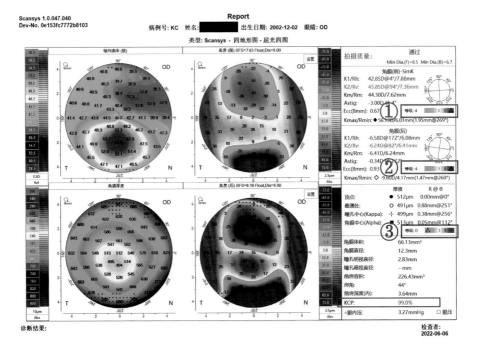

图 2-2-8　序号为仪器内置的分级系统对该参数自动分级

级系统针对每一位患者的测量结果自动划分的等级。本界面右侧下方是系统判断该患者的 KCP，是根据前、后表面圆锥角膜指数以及 AI 指数和 SVM 指数所给出的一个相对综合的圆锥评判值，该值可为临床医生提供参考（图 2-2-9）。

角膜体积:	66.13mm³		角膜体积:	61.57mm³
角膜直径:	12.3mm		角膜直径:	11.7mm
瞳孔明视直径:	2.83mm		瞳孔明视直径:	3.07mm
瞳孔暗视直径:	--mm		瞳孔暗视直径:	--mm
前房容积:	226.43mm³		前房容积:	205.14mm³
房角:	44°		房角:	41°
前房深度(内):	3.64mm		前房深度(内):	3.44mm
KCP:	99.0%		KCP:	7.3%
△眼内压:	3.27mmHg	□ 眼压	△眼内压:	-0.14mmHg	□ 眼压

图 2-2-9　左侧示该患者患圆锥角膜的概率（KCP）为 99.0%，右侧示该患者患圆锥角膜的概率为 7.3%

（三）圆锥角膜图

在圆锥角膜图界面可以进一步明确诊断，如图 2-2-10、图 2-2-11 所示，两图中序号①代表的是使用增强拟合球面与使用最佳拟合球面的前 / 后表面高度差异。绿色区域代表正常，黄色代表可疑，红色代表异常（图 2-2-11 序号①）。点击下方"圆锥角膜指数（keratoconus index，KCI）"按钮可切换查看前 / 后表面的高度差异图。

序号②区域包括角膜厚度空间分布图［cornea thickness spatial profile，（CTSP）：角膜从最薄点位置到角膜周边厚度的平均增长］、角膜厚度增加百分比（percentage thickness increase，PTI）。虚线表示正常分布情况，红线表示检查结果，正常人的厚度形态图红线应与三条虚线平行（图 2-2-10 序号②）。红线下降过快提示该患者角膜厚度变化异常（图 2-2-11 序号②）。

序号③区域是仪器基于 AI 算法检测出当前病例与数据库内最相似的一张屈光四图的地形图。数据库内是已经做好分类的正常病例和圆锥角膜病例，通过找最相似病例判断当前所检查的患者是否存在圆锥角膜。序号③区域图片上方显示了数据库中相似病例患圆锥角膜的概率。

序号④区域是应用 SVM 根据角膜前后表面曲率、高度、角膜最大曲率、角膜最薄点厚度等 18 个关键数据进行综合分析后并分类为：正常角膜、圆锥角膜、屈光手术术后。系统会将该病例数据分析后显示一个建议诊断。

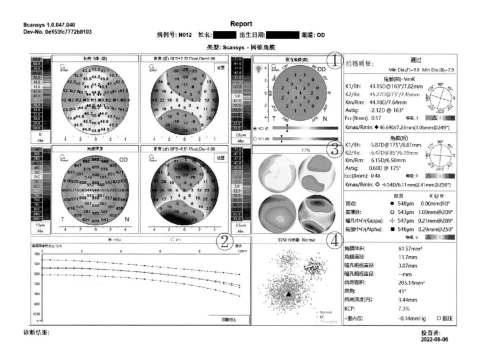

图 2-2-10　正常人的圆锥角膜图界面

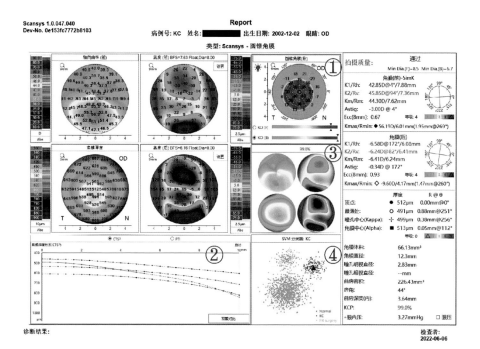

图 2-2-11　圆锥角膜患者的圆锥角膜图界面

（四）双眼对比图

正常角膜双眼形态存在一定对称性，圆锥角膜常为单眼先发病，通过与对侧眼对比可以观察角膜高度图、厚度图、曲率图等的形态和数值差异，来了解圆锥角膜进展情况（图 2-2-12）。也可以比较同一只眼在不同时间点的差异，来评判是否进展。

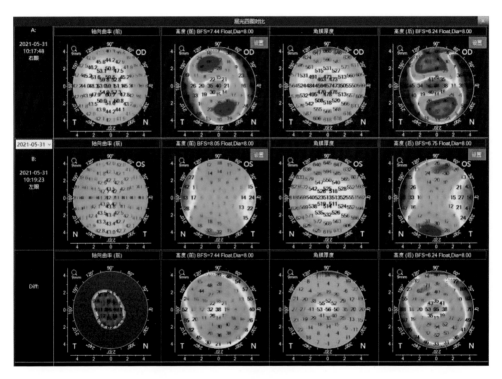

图 2-2-12　双眼对比图可以选择同一眼别不同时间的对比，也可比较双眼的差异

第三章

角膜地形图
在临床上的应用

现阶段，角膜形态的检查与分析在眼科和眼视光学领域中的地位愈来愈重要。作为眼内屈光系统的重要组成部分，角膜的屈光力约占眼睛总屈光力的70%，除此之外，角膜形态的重要性也体现在其微小变化即可改变眼睛的屈光状态、视力及视觉质量。Scheimpflug 成像技术的应用重建了角膜和眼前段的三维形态，能够准确反映角膜的前后表面形态及测量角膜的厚度。这不仅帮助我们深入认识圆锥角膜、角膜膨隆、角膜不规则性散光等角膜相关疾病，也能对屈光手术、角膜交联手术、角膜移植手术等术后状态的评估提供准确依据。本章节从不同类型的角膜地形图和不同疾病类型两个不同角度入手，对一些常见疾病在角膜地形图上的表现提供了全面而系统的介绍。

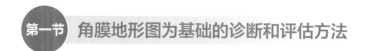

第一节　角膜地形图为基础的诊断和评估方法

一、轴向屈光力

1. **轴向屈光力图介绍（图 3-1-1）**
传统的角膜屈光力的表述常常为角膜的轴向屈光力，它代表着角膜表面每一个点的曲率，通过测量角膜上每一个点和视轴相关点的曲率得到，由于角膜是一个中间区域较周围区域陡峭的非球面，所以在测量角膜周边部的轴向屈光力时

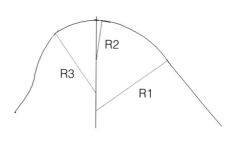

图 3-1-1　轴向屈光力示意图

会存在一定的误差。角膜的轴向屈光力图像对角膜的光学进行了一个整体而宏观的显示，即"远看成岭侧成峰"，但是它往往容易忽视角膜的微小而局部的变化，所以常不用它进行圆锥角膜早期的筛查和判断，但作为常见的角膜地形图手段，临床上常用来判断角膜散光的类型、屈光手术前后屈光状态的评估、人工晶状体（intraocular lens，IOL）的计算等。

2. **Scheimpflug 眼前节综合诊断分析仪上的轴向屈光力图像（正常人）（图 3-1-2）**　基于 Scheimpflug 成像技术的 Scansys 系统，其角膜轴向屈光力是通过角膜真实高度的测量数据换算得到的。正常不存在散光的角膜一般为良好的同心圆。

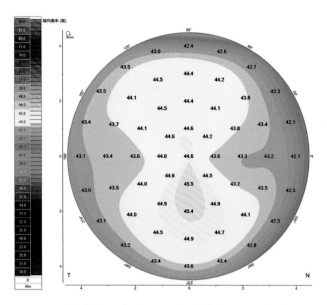

图 3-1-2　正常人轴向屈光力图显示规则散光，90°子午线附近角膜陡峭

3. 常见的异常的轴向屈光力图像

（1）屈光手术术后（图 3-1-3）

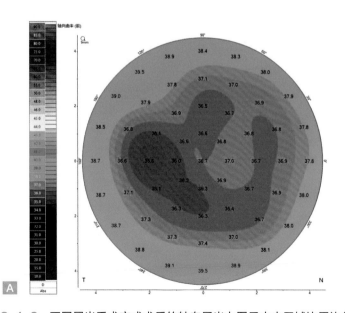

图 3-1-3　不同屈光手术方式术后的轴向屈光力图示中央区域比周边角膜平坦

A. 飞秒激光小切口角膜基质透镜取出术（femtosecond small incision lenticule extraction，SMILE）术后 1 个月；

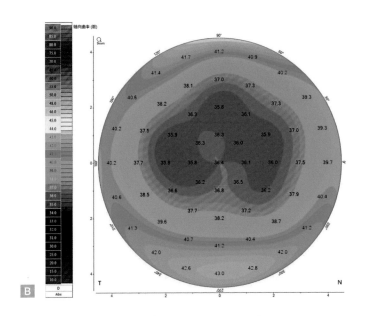

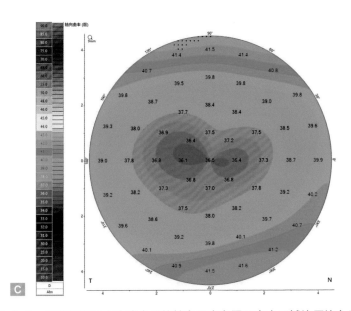

图 3-1-3　不同屈光手术方式术后的轴向屈光力图示中央区域比周边角膜平坦（续）

B. 准分子激光原位角膜磨镶术（laser in situ keratomileusis，LASIK）术后；

C. 经上皮准分子激光角膜切削术（trans-epithelial photorefractive keratectomy，TPRK）术后。

（2）圆锥角膜（图 3-1-4）

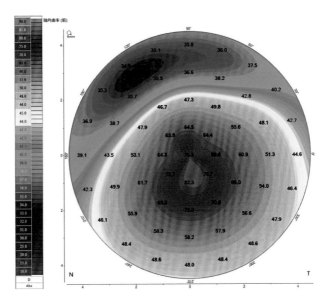

图 3-1-4　圆锥角膜的轴向屈光力图示下方区域角膜陡峭，最大 K 值为 82.3D

（3）角膜移植术后（图 3-1-5）

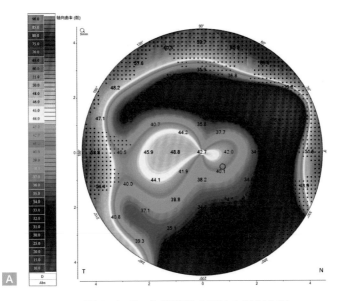

图 3-1-5　角膜移植术后轴向屈光力图

A. 深板层角膜移植术后 1 周，患者因角膜水肿和在位角膜缝线导致分析区域不足；

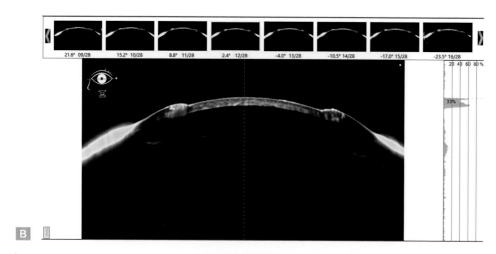

图 3-1-5　角膜移植术后轴向屈光力图（续）

B. 圆锥角膜患者深板层角膜移植术后 1 周 Scheimpflug 图像。

（4）不规则散光（图 3-1-6，图 3-1-7）

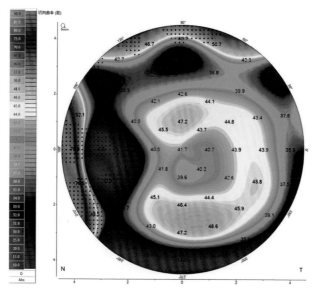

图 3-1-6　左眼翼状胬肉轴向屈光力图

患者鼻侧球结膜血管组织增生，长入角膜 2mm。

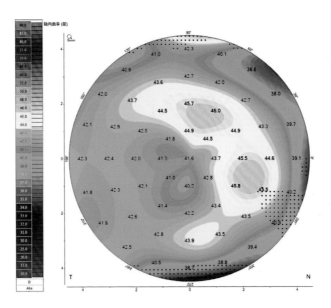

图 3-1-7　翼状胬肉术后轴向屈光力图

患者 3 周前行 "右眼翼状胬肉切除术伴自体结膜瓣移植术"，角膜显示不规则散光。

（5）角膜塑形镜（图 3-1-8，图 3-1-9）

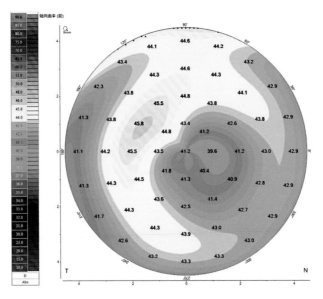

图 3-1-8　8 岁儿童配戴角膜塑形镜 1 周后复查轴向屈光力图

显示偏向鼻侧的治疗区域，区域内角膜相较于周边较平。

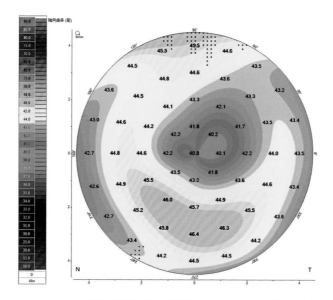

图 3-1-9　9 岁儿童配戴角膜塑形镜 1 个月后复查轴向屈光力图

显示偏向颞侧的治疗区域，区域内角膜相较于周边较平。

二、切向屈光力

1. 切向屈光力图介绍（图 3-1-10）　切向屈光力代表曲线上某一点相对于曲率中心的切线曲率值，所用的曲率中心即为在弧段微分的真实曲率中心，对于陡的角膜局部表面，切向曲率会显得更陡，对于平的局部，切向曲率会显得更平，相对于轴向屈光力，它能够显示更为细微的曲率变化。

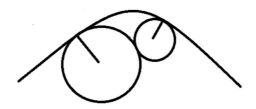

图 3-1-10　切向屈光力示意图

2. Scheimpflug 眼前节综合诊断分析仪上的切向屈光力图像（正常人）（图 3-1-11）

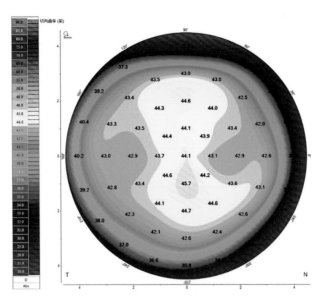

图 3-1-11　正常人切向屈光力图

显示规则散光，90°子午线附近角膜陡峭。

3. 常见异常的切向屈光力图像

（1）屈光手术术后（图 3-1-12）

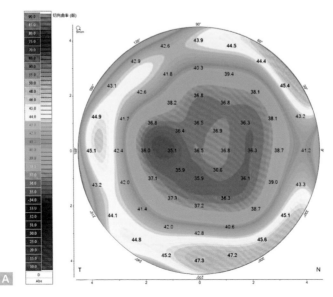

图 3-1-12　不同屈光手术方式术后的切向屈光力图显示中央区域比周边角膜平坦

A. SMILE 术后；

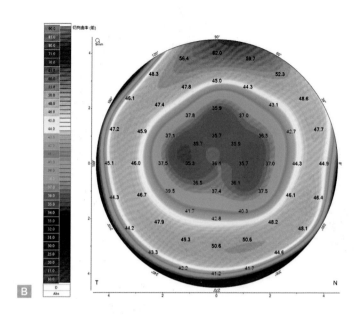

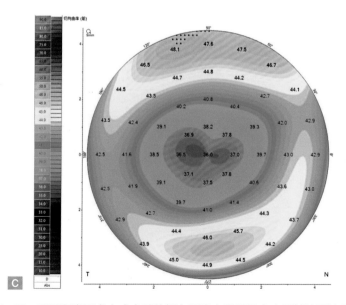

图 3-1-12　不同屈光手术方式术后的切向屈光力图显示中央区域比周边角膜平坦（续）

B. LASIK 术后；C. TPRK 术后。

（2）圆锥角膜（图3-1-13）

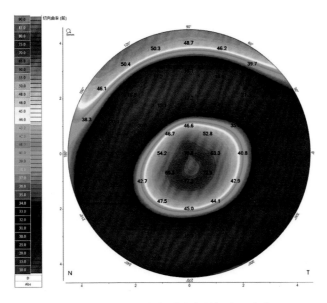

图3-1-13　圆锥角膜患者的切向屈光力图

下方区域角膜陡峭，角膜屈光力最高达到77.2D。

（3）角膜移植术后（图3-1-14）

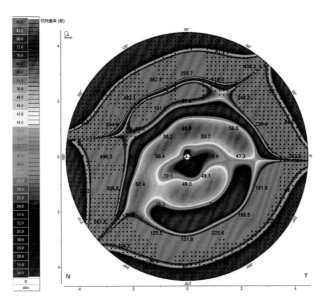

图3-1-14　深板层角膜移植术后1周切向屈光力图

患者因角膜水肿和在位角膜缝线导致分析区域不足。

（4）不规则散光（图 3-1-15，图 3-1-16）

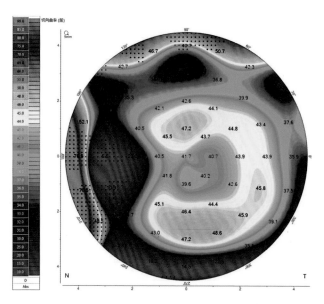

图 3-1-15　左眼翼状胬肉切向屈光力图

患者鼻侧球结膜血管组织增生，长入角膜 2mm。

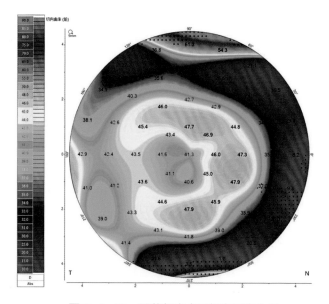

图 3-1-16　翼状胬肉术后切向屈光力图

患者 3 周前行"右眼翼状胬肉切除术伴自体结膜瓣移植术"。

（5）角膜塑形镜（图3-1-17，图3-1-18）：在配戴角膜塑形镜后，切向屈光力图更能反映角膜局部形态，对判断镜片定位更准确、可靠。

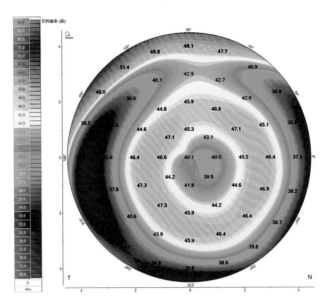

图3-1-17 8岁儿童配戴角膜塑形镜1周切向屈光力图

可见治疗区较居中，周围被完整、陡峭的反转弧包绕，是较理想的配适。

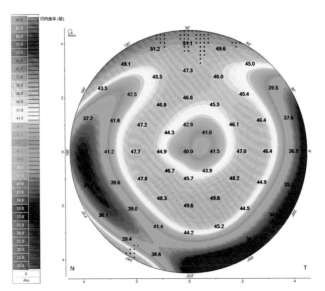

图3-1-18 9岁儿童配戴角膜塑形镜1个月后复查切向屈光力图

显示中央治疗区，区域内角膜相较于周边较平。

三、角膜前表面高度图

1. 角膜前表面高度图介绍（图 3-1-19）"高度图"并非角膜表面真实高度的原始数据，其显示的是来源于角膜表面真实的高度数据和计算机假设的一个参考平面最佳拟合球面（best fit sphere，BFS）的差值。参考面的直径一般为 8mm，避免了一些可能影响数据采集的情况，如上下眼睑或者睫毛产生的阴影等。

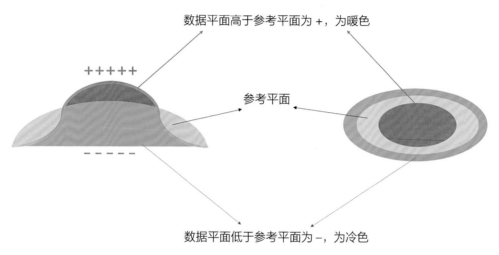

数据平面高于参考平面为 +，为暖色

+ + + + +

参考平面

- - - - -

数据平面低于参考平面为 –，为冷色

图 3-1-19　角膜高度示意图
高于参考平面为正，低于参考平面为负。

高于参考平面的值为正，表示隆起，在图上显示为暖色调；低于参考平面的值为负，表示凹陷，在图上显示为冷色调。曲率和高度一般存在一定的关系，曲率较陡，高度较低，曲率较平，高度较高。

在临床上，角膜前表面高度图有着很多重要的应用，就像我们平常能在地理地图中看到的一样，采用不同的高度来表示每个点的海拔，通过高度图，能更直观地显示出角膜的形态学变化。例如圆锥角膜会出现角膜局部膨隆，高度会明显显示出异常的增高值；角膜塑性镜的验配中也常参考水平和垂直方向上角膜高度的差异帮助选择散光镜片的散光量；在角膜屈光术后患者中通过高度图可检测出一些异常状态如偏心切削和中央岛等。

2. Scheimpflug眼前节综合诊断分析仪上的角膜前表面高度图图像（正常人）（图3-1-20）　正常散光眼角膜前表面体现出较为对称的"桥"状表现，从中央到周边高度数据呈现较为平坦而均匀的变化。顺规性角膜散光患者沿水平方向向周围高度增加，沿垂直方向角膜高度降低，逆规性角膜散光则相反。

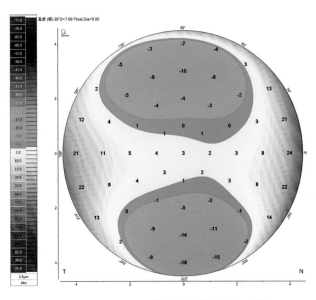

图 3-1-20　正常人角膜前表面高度图

呈现一个典型的"桥"状，中央沿水平方向向周围高度增加，沿垂直方向角膜高度降低。

3. 常见异常的角膜前表面高度图像　异常前表面增高呈现"岛型""危桥"状或"舌"状表现，显示中央局部高、周围低，呈现出异常的角膜隆起，高度增加，反映了相对于参照平面的相对隆起量，这对于圆锥角膜的发现有着重要的意义。异常角膜前表面高度降低常见于角膜屈光术后或角膜塑形镜治疗后的患者，通过角膜前表面地形图可明显看出角膜屈光手术的切削区和角膜塑形镜的压平区。异常的角膜状态也会显示出不规则的角膜前表面高度图，例如翼状胬肉患者、角膜移植术后或翼状胬肉切除术患者等，若角膜形态扭曲程度较重，仪器可能会呈现难以分析的结果。

（1）屈光手术术后（图 3-1-21）

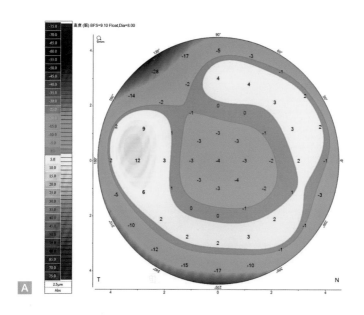

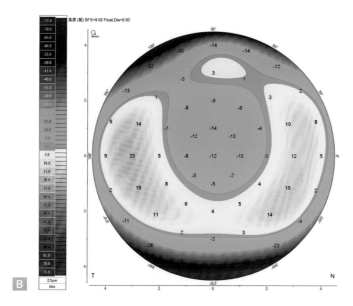

图 3-1-21　不同屈光手术方式术后的角膜前表面高度图：中央区域角膜高度降低，中央区域可见切削区

A. SMILE 术后；B. LASIK 术后；

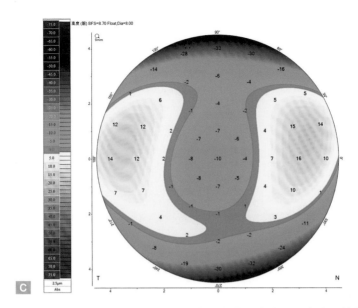

图 3-1-21　不同屈光手术方式术后的角膜前表面高度图：中央区域角膜高度降低，中央区域可见切削区（续）

C. TPRK 术后。

（2）圆锥角膜（图 3-1-22）

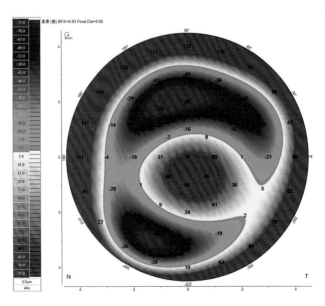

图 3-1-22　圆锥角膜的角膜前表面高度图

呈现一个典型的"舌"状，中央偏颞侧角膜前表面高度增加 90μm。

（3）角膜移植术后（图 3-1-23）

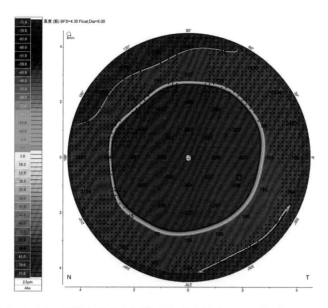

图 3-1-23　圆锥角膜患者深板层角膜移植术后 1 周角膜前表面高度图

角膜分析区域有限，局限于 4mm 范围内，角膜植片水肿，高度图像仅供参考。

（4）不规则散光（图 3-1-24）

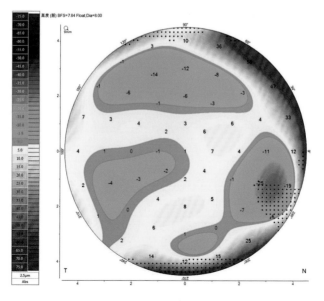

图 3-1-24　翼状胬肉术后角膜前表面高度图

患者 3 周前行"右眼翼状胬肉切除术伴自体结膜瓣移植术"，前表面高度图不规则。

（5）角膜塑形镜（图 3-1-25，图 3-1-26）

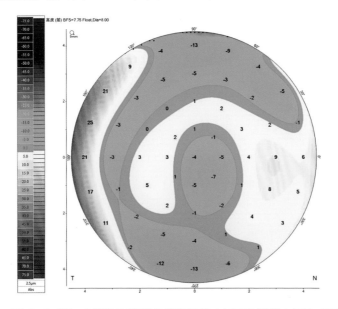

图 3-1-25　8 岁儿童配戴角膜塑形镜 1 周后角膜前表面高度图

可见治疗区角膜前表面高度降低。

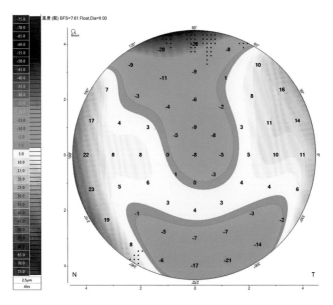

图 3-1-26　9 岁儿童配戴角膜塑形镜 1 个月后复查角膜前表面高度图

显示中央治疗区，可见治疗区角膜前表面高度降低。

四、角膜后表面高度图

1. 角膜后表面高度图介绍 和角膜前表面类似，角膜后表面高度图是角膜后表面基于参考平面的差异，表示角膜后表面的隆起和凹陷，颜色直观体现出相对参考平面的偏差值。它的影响因素较少，可以更加准确地体现出角膜形态的异常。

2. Scheimpflug 眼前节综合诊断分析仪上的角膜后表面高度图图像（正常人）（图 3-1-27） 正常散光眼角膜后表面和前表面类似，体现为较为对称的"桥"形表现，其高度值一般低于 17μm。

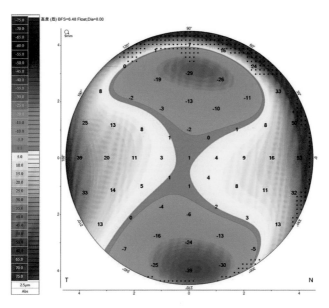

图 3-1-27　正常人角膜后表面高度图

呈现一个典型的"桥"状，中央沿水平方向向周围高度增加。

3. 常见异常的角膜后表面图像 异常后表面呈现孤立的"岛形"或者不对称状态，后表面高度值超过正常值并呈现局部隆起是扩张性角膜疾病的特征。对于屈光手术和角膜塑形镜佩戴者来说，角膜后表面应为正常高度值，接近正常角膜后表面形态，一般不出现改变。

（1）屈光手术术后（图 3-1-28）

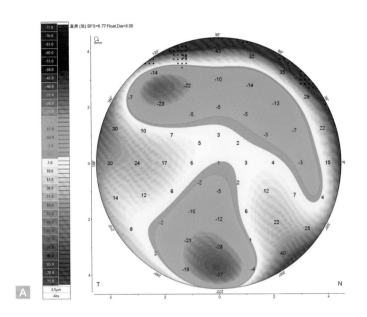

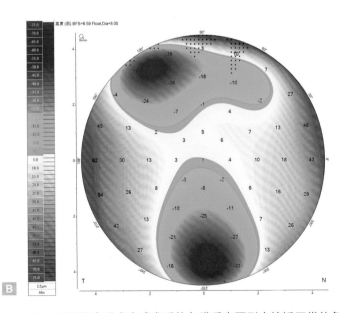

图 3-1-28　不同屈光手术方式术后的角膜后表面形态接近正常的角膜后表面形态，沿水平方向中央至周边高度增加。

A. SMILE 术后；B. LASIK 术后；

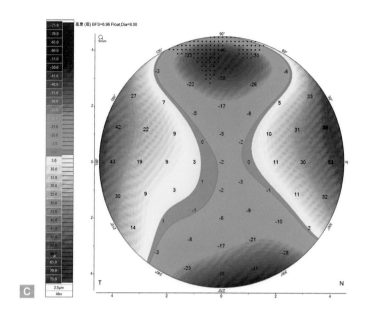

图 3-1-28 不同屈光手术方式术后的角膜后表面形态接近正常的角膜后表面形态，沿水平方向中央至周边高度增加。（续）

C. TPRK 术后。

（2）圆锥角膜（图 3-1-29）

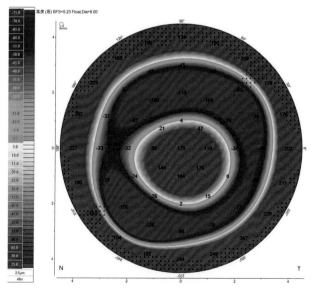

图 3-1-29 圆锥角膜的角膜后表面高度图

中央后表面高度增加 84μm，呈现高度隆起状态。

（3）角膜移植术后（图 3-1-30）

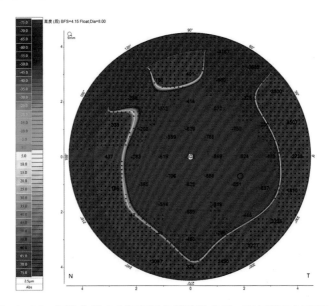

图 3-1-30　圆锥角膜患者深板层角膜移植术后 1 周角膜后表面高度图
角膜分析区域有限，局限于 4mm 范围内，角膜植片水肿，高度图像仅供参考。

（4）不规则散光（图 3-1-31）

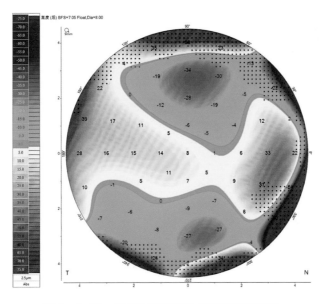

图 3-1-31　右眼翼状胬肉角膜后表面高度图
鼻侧区域高度增加。

（5）角膜塑形镜（图 3-1-32，图 3-1-33）

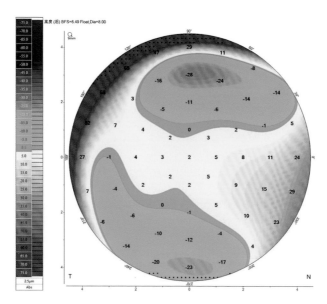

图 3-1-32　8 岁儿童配戴角膜塑形镜 1 周角膜后表面高度图

角膜后表面高度无明显变化，接近正常的角膜后表面形态，沿水平方向中央至周边高度增加。

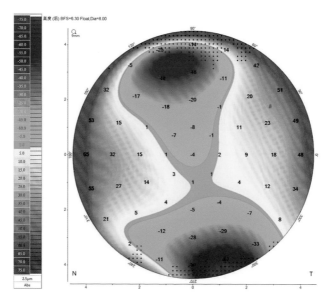

图 3-1-33　9 岁儿童配戴角膜塑形镜 1 个月后复查角膜后表面高度图

角膜后表面高度无明显变化，接近正常的角膜后表面形态。

五、角膜厚度图

1. 角膜厚度图介绍 角膜厚度图是整个角膜厚度分布的图形表示，中央角膜厚度是选择和规划角膜屈光手术的重要参考指标，角膜最薄点厚度有助于帮助诊断圆锥角膜或者角膜扩张性疾病。正常的角膜厚度范围在 500～600μm。

2. Scheimpflug 眼前节综合诊断分析仪上的角膜厚度图图像（正常人）（图 3-1-34） Scansys 通过 Scheimpflug 技术获得角膜厚度图，测量结果显示在彩色的地形图上，暖色调表示角膜较薄的区域，冷色调表示角膜较厚的区域。正常角膜中央区域较薄，厚度向周边逐步增厚，上下方角膜区域差异正常小于30μm，和对侧眼相比最薄点差异应小于30μm。在角膜最薄点位置偏心和角膜厚度不对称的情况下，角膜厚度图的结果可以检测出角膜异常，提示角膜疾病。

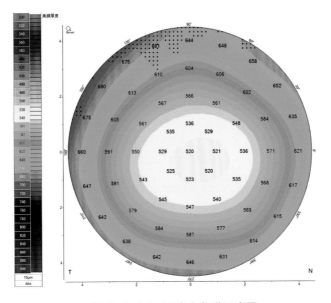

图 3-1-34 正常人角膜厚度图

显示中央角膜较薄，周围较厚，角膜厚度在正常范围内。

3. 常见异常的角膜厚度图像

（1）屈光手术术后（图 3-1-35）

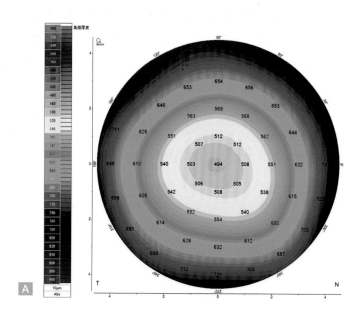

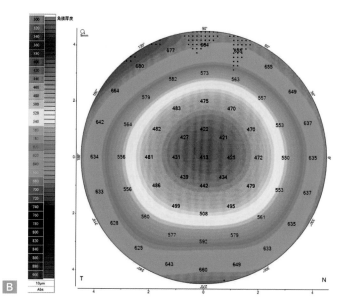

图 3-1-35　不同屈光手术方式术后角膜厚度图显示整体为同心圆的形状，术后角膜中央区域厚度变薄。

A. SMILE 术后；B. LASIK 术后；

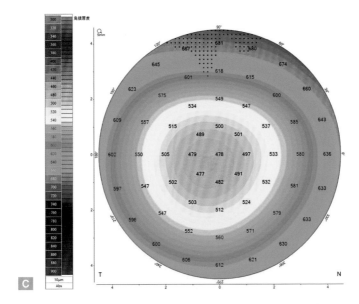

图 3-1-35 不同屈光手术方式术后角膜厚度图显示整体为同心圆的形状，术后角膜中央区域厚度变薄。（续）

C. TPRK 术后。

（2）圆锥角膜（图 3-1-36）

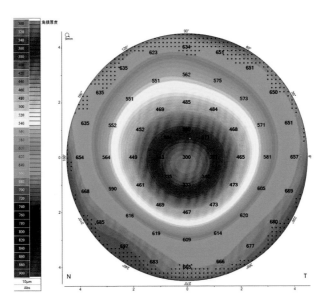

图 3-1-36 圆锥角膜的角膜厚度图

角膜中央区域厚度变薄，最薄为 300μm。

（3）角膜移植术后（图 3-1-37）

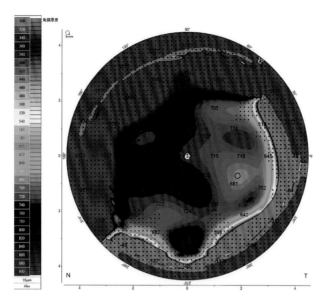

图 3-1-37　圆锥角膜患者角膜深板层术后 1 周角膜厚度图

角膜分析区域有限，局限于 4mm 范围内，角膜植片水肿，厚度图像仅供参考。

（4）不规则散光（图 3-1-38，图 3-1-39）

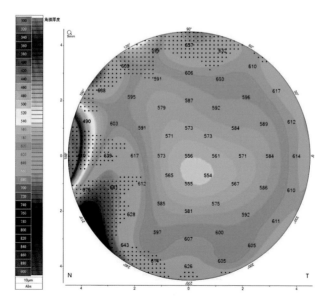

图 3-1-38　患者左眼鼻侧球结膜血管组织增生长入角膜 2mm 角膜厚度图

鼻侧区域因遮挡成像不清。

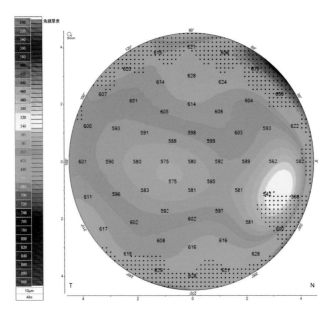

图 3-1-39 右眼翼状胬肉切除术伴自体结膜瓣移植术后 3 周角膜厚度图

鼻侧区域高度增加。

（5）角膜塑形镜（图 3-1-40，图 3-1-41）

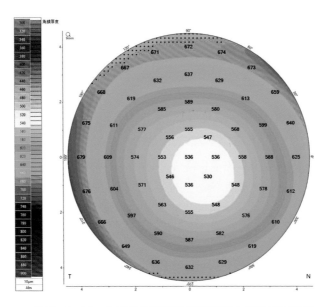

图 3-1-40 8 岁儿童配戴角膜塑形镜 1 周角膜厚度图

显示中央角膜较薄，周围较厚，角膜厚度在正常范围内。

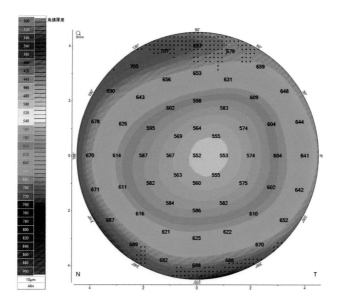

图 3-1-41 9 岁儿童配戴角膜塑形镜 1 个月后复查角膜厚度图
角膜厚度显示为正常的角膜厚度。

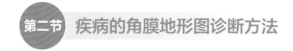

第二节 疾病的角膜地形图诊断方法

一、角膜扩张性疾病

1. 疾病简介 圆锥角膜是以角膜扩张、中央角膜变薄向前突出呈圆锥形为特征的一种疾病。常常引起高度不规则性近视散光、急性角膜水肿，形成瘢痕，视力显著下降。发病率在 0.05%～0.23% 之间，各个种族不同。病因学不明，有学者认为该疾病为常染色体隐性遗传，组织学上发现圆锥处纤维板层减少，胶原纤维直径并未改变，可能是纤维板层间黏合不够，板层相互滑脱，导致变薄。

圆锥角膜分级为了更好地对疾病分类，指导临床诊疗，根据各类特征性角膜临床表现及角膜曲率（keratometry，K）等特征，各位研究者提出了多种圆锥角膜的分级方法。

2019 年《中国圆锥角膜诊断和治疗专家共识》中将完成期圆锥角膜分为以下 3 期。

　　1 期（图 3-2-1）：角膜清晰透明，在突起顶点底部可观察到 Fleischer 环。患者眼部突起的锥体在直视下不明显。顶点出现可测量的厚度减少。此时最佳眼镜矫正视力＜0.8，角膜最薄点厚度＞400μm，前表面直径 3mm 区域角膜曲率＜53.0D。图 3-2-1 中患者为圆锥角膜 1 期，角膜偏下方曲率增高，最高曲率（maximum keratometry，Kmax）49.6D，角膜最薄点厚度为 514μm，前表面高度 +15μm，后表面高度 +35μm，前后表面轻度隆起。

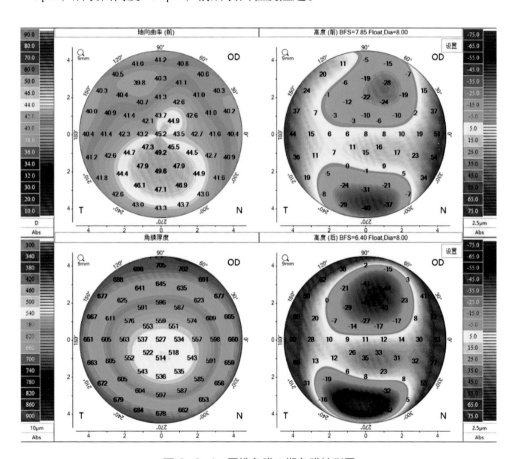

图 3-2-1　圆锥角膜 1 期角膜地形图

角膜偏下方曲率增高，最高曲率（Kmax）49.6D，前表面高度 +15μm，后表面高度 +35μm，前后表面轻度隆起。

2 期（图 3-2-2）：角膜透明，顶点继续变薄，偏离中心。可观察到片段或圆形的 Fleischer 环，可能出现 Vogt 线。此时的最佳眼镜矫正视力一般＜0.3，角膜最薄点厚度在 300～400μm 之间，前表面直径 3mm 区域角膜曲率＜55.0D。图 3-2-2 患者角膜偏下方曲率增高，最高 53.2D，角膜最薄点厚度 436μm，提示角膜变薄明显，前表面高度 +19μm，后表面高度 +31μm，前后表面隆起。

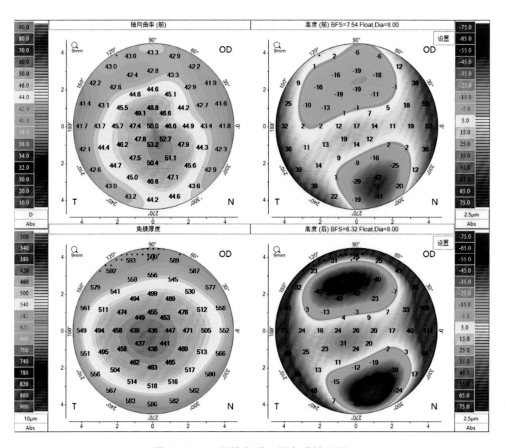

图 3-2-2　圆锥角膜 2 期角膜地形图

角膜偏下方曲率增高，最高 53.2D，角膜最薄点厚度 436μm 提示角膜变薄明显，前表面高度 +19μm，后表面高度 +31μm，前后表面隆起。

3 期（图 3-2-3）：顶点变得更薄，偏离中心，角膜可能出现略微混浊。可观察到清晰且基本接近完整或完整的圆形 Fleischer 环。Vogt 线清晰可见，严重的患者可出现 Munson 征。此时患者最佳眼镜矫正视力<0.05，角膜最薄点厚度≤300μm，前表面直径 3mm 区域角膜曲率>55.0D。图 3-2-3 病例显示角膜偏下方曲率增高明显，角膜有穿孔危险。

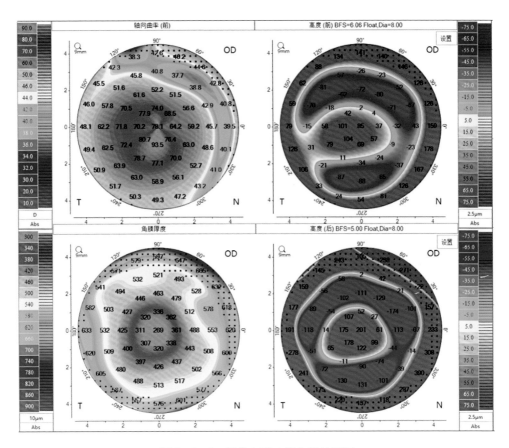

图 3-2-3　圆锥角膜 3 期角膜地形图

角膜偏下方曲率增高明显，最高 93.5D，角膜最薄点厚度 269μm，角膜变薄明显，有穿孔危险。

Amsler 和 Krumeich 共同研发了 Amsler-Krumeich（AK）分级方法。该方法分级明确，利用屈光力、中央角膜曲率、最薄点角膜厚度及有无瘢痕将圆锥角膜分为四级，仅需要角膜曲率计、裂隙灯显微镜等简单的测量设备，就能获得系统所包含的参数，因此已经成为世界上应用最广泛的圆锥角膜分级方法之一。此外，该系统利用更清晰、明确的疾病界限，将疾病划分为四个阶段，临床医生和研究人员可简便开展应用。

Ⅰ级（图 3-2-4）：角膜地形图偏心陡峭；近视和 / 或散光≤5.00D，平均中央 K 值≤48.0D；裂隙灯下可见 Vogt 条纹，角膜透明。

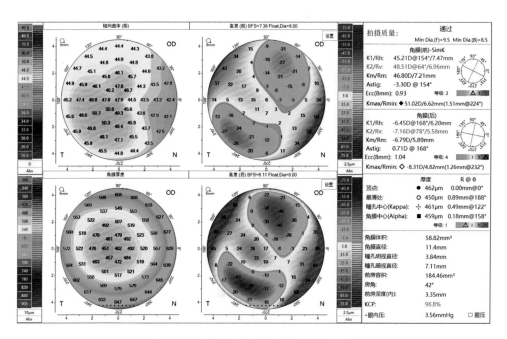

图 3-2-4 **基于 AK 分级Ⅰ级圆锥角膜**

平均中央 K=46.8D，主觉验光: -0.25DS/-2.25DC×145=0.5。

Ⅱ级（图 3-2-5）：近视和 / 或散光 5.00~8.00D，平均中央 K 值 48.0~53.0D；最薄角膜厚度≥400μm；角膜无瘢痕。

Ⅲ级（图 3-2-6）：近视和 / 或散光 8.00~12.00D；平均中央 K 值 54.0~55.0D；最薄角膜厚度 200~400μm；无角膜瘢痕。

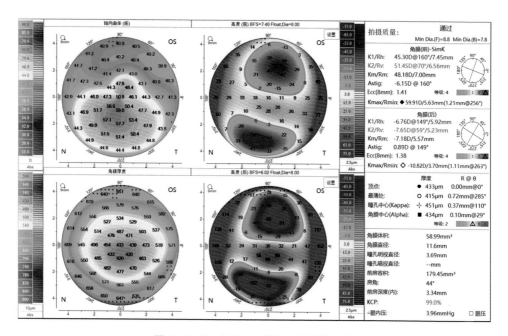

图 3-2-5 基于 AK 分级 Ⅱ 级圆锥角膜

平均中央 K=48.18D，最薄角膜厚度为 415μm，主觉验光: -1.75DS/-2.00DC×60=0.9。

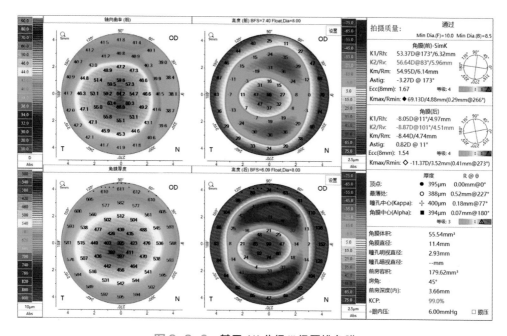

图 3-2-6 基于 AK 分级 Ⅲ 级圆锥角膜

平均中央 K=54.95D，最薄角膜厚度为 388μm，主觉验光: OD -10.00/-2.00×170=0.8。

Ⅳ级（图3-2-7，图3-2-8）：屈光度不可测量；平均中央K值＞55.0D；最薄角膜厚度≤200μm；中央角膜瘢痕。

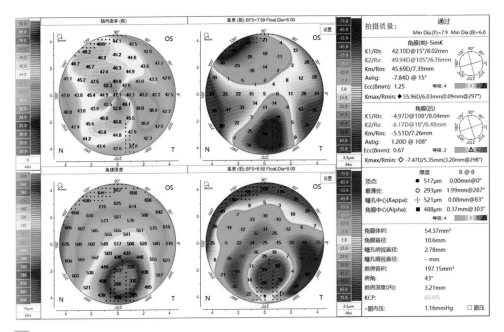

A

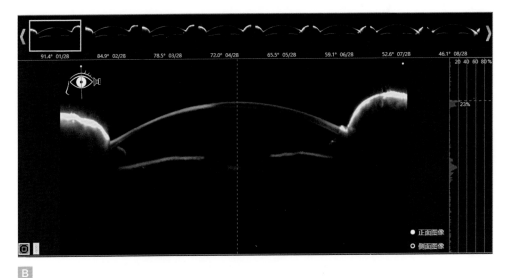

B

图3-2-7　基于AK分级Ⅳ级圆锥角膜

平均中央K=54.69D，最薄角膜厚度为286μm，总览图上可见角膜瘢痕。
A. 四联图；B. 总览图。

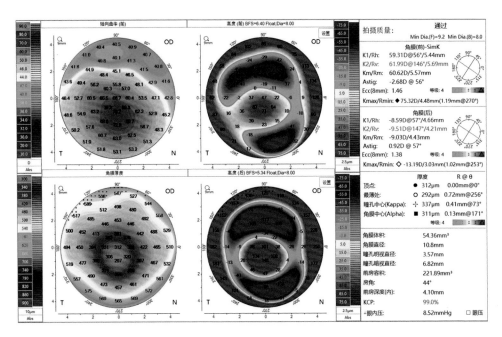

图 3-2-8 基于 AK 分级 IV 级圆锥角膜

平均中央 K=60.62D，最薄角膜厚度为 292μm

在 2015 年，Belin 等人提出，Amsler-Krumeich 分级存在诸如缺乏角膜后表面参数、角膜参数主要依靠中央参数而非最薄点参数，对于正常人及圆锥角膜患者的鉴别能力较弱等不足，同时为了强调每个参数在圆锥角膜分级中的作用，其团队基于最薄点角膜附近 3mm 区域角膜参数制作了一种新的圆锥角膜分级方法（表 3-2-1）。

表 3-2-1 Belin ABCD 分级

指标	前表面曲率半径	后表面曲率半径	最薄点厚度 /μm	最佳矫正视力	瘢痕
0 级	>7.25mm（<46.5D）	>5.90mm（<57.25D）	>490	=20/20（=1.0）	-
1 级	>7.05mm（<48.0D）	>5.70mm（<59.25D）	>450	<20/20（<1.0）	-, +, ++
2 级	>6.35mm（<53.0D）	>5.15mm（<65.5D）	>400	<20/40（<0.5）	-, +, ++

续表

指标	前表面曲率半径	后表面曲率半径	最薄点厚度 /μm	最佳矫正视力	瘢痕
3 级	>6.15mm（<55.0D）	>4.95mm（<68.5D）	>300	<20/100（<0.2）	-，+，++
4 级	<6.15mm（>55.0D）	<4.95mm（>68.5D）	=300	<20/400（<0.05）	-，+，++

注: 瘢痕等级: 角膜透明（-）；有瘢痕，可见虹膜细节（+）；有瘢痕，虹膜细节窥见不清（++）。

该方法对每个参数进行单独的分级，强调了不同程度的圆锥角膜患者不同参数的变化情况，有助于临床医生进一步了解患者的病情变化情况。

屈光术后的角膜扩张是一种非常严重的术后并发症，屈光术后角膜出现类似于圆锥角膜的局部生物力学异常，表现为术后角膜进行性变陡、变薄，视力下降，LASIK 屈光术后角膜扩张的发病率为 0.04%~0.6%，可以发生在术后的数月甚至数年。

2. **轴向屈光力**　角膜屈光力直观表现角膜的陡峭程度，单纯凭借角膜屈光力诊断圆锥角膜准确性不高，但其可作为传统圆锥角膜诊断或者不同圆锥角膜分级的参考依据（图 3-2-9 ~ 图 3-2-12）。若出现角膜前表面轴向屈光力的上下不对称或者年轻人的逆规散光和斜轴散光，则提示医生应高度警惕。

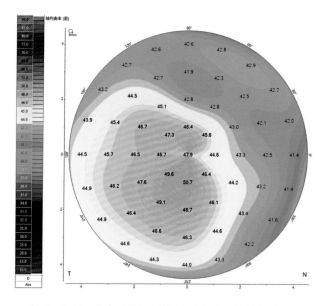

图 3-2-9　中央偏颞侧区域角膜陡峭，最高达到 51.14D

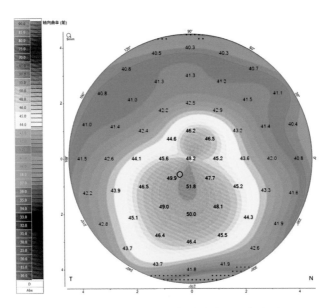

图 3-2-10　中央区域偏下角膜陡峭，最高达到 51.99D

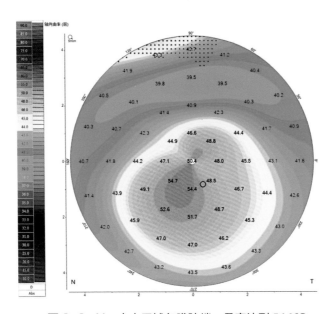

图 3-2-11　中央区域角膜陡峭，最高达到 56.08D

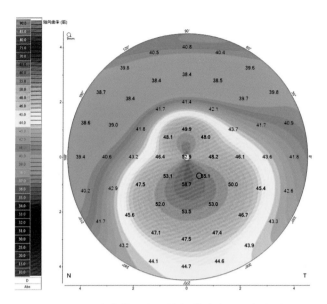

图 3-2-12 中央偏下方区域角膜陡峭，最高达到 59.28D

屈光术后角膜扩张的表现和圆锥角膜地形图类似，轴向屈光力图显示为角膜下方屈光力增加、角膜地形图上下方明显不对称改变，和原发性圆锥角膜相比，角膜屈光力常因屈光手术切削区域角膜较平坦代偿作用而呈现较低的屈光力值（图 3-2-13～图 3-2-15）。

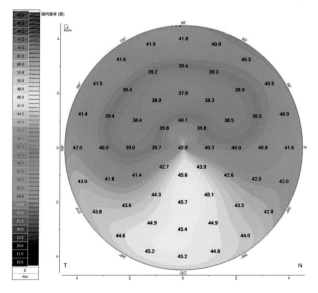

图 3-2-13 角膜下方屈光力增大最高达到 45.7D，角膜上下方呈现不对称，患者 8 年前曾行 LASIK 手术，上方可见激光消融区域，区域内角膜平坦

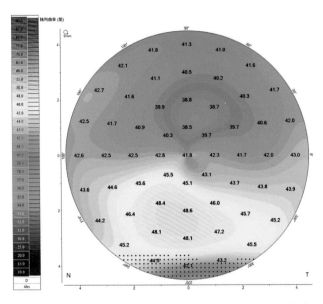

图 3-2-14 中央偏下方区域角膜陡峭，最高达到 48.6D，角膜上下方呈现不对称，患者 10 年前曾行 LASIK 手术，上半部分角膜较平坦，考虑为激光消融区

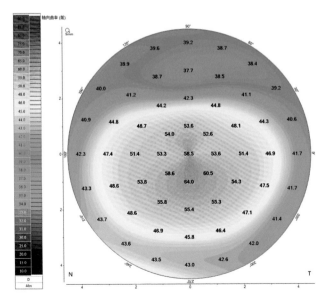

图 3-2-15 患者为严重屈光术后角膜扩张，既往 SMILE 手术史，角膜下方区域角膜陡峭，最高达到 64D，角膜上下方呈现不对称，上半部分角膜较平坦，最低为 37.7D

3. 角膜前表面高度图 圆锥角膜的发展由后表面进展到角膜前表面，角膜前表面的变化常出现在疾病的中晚期。角膜高度图的精准性可以达到微米级别（一般参考 4mm 范围）（图 3-2-16 ~ 图 3-2-19）。

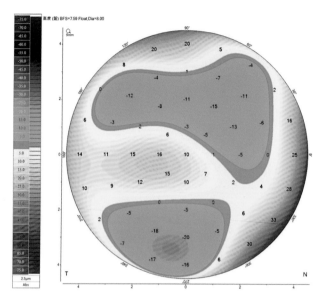

图 3-2-16　角膜中央稍偏向颞侧区 +16μm 的膨出

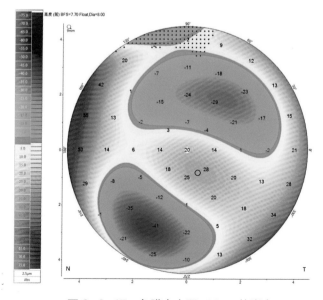

图 3-2-17　角膜中央区 +28μm 的膨出

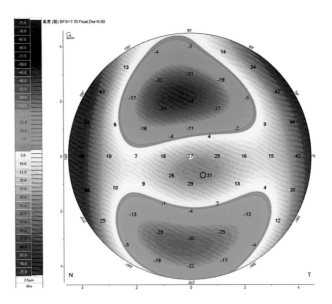

图 3-2-18 角膜中央区 +31μm 的膨出

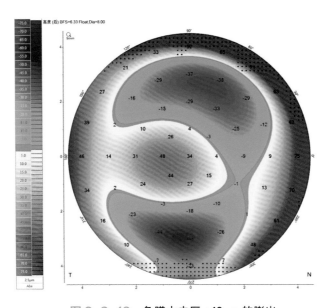

图 3-2-19 角膜中央区 +48μm 的膨出

正常值：中央前表面相对 BFS 高度差异值超过 +8μm 认为形态正常。

异常值：中央前表面相对 BFS 高度差异值超过 +12μm 则认为前表面形态异常。

屈光术后角膜扩张常显示角膜前表面高度图异常陡峭。体现为异常膨出的角膜前表面高度区域和较为平坦的激光消融区域相邻（图 3-2-20～图 3-2-22）。

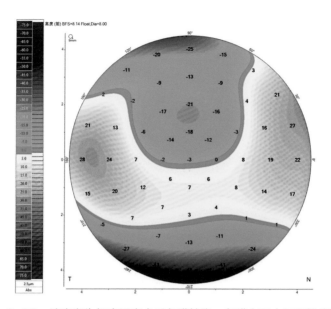

图 3-2-20　该患者为轻度屈光术后角膜扩张，角膜上下方呈现轻度不对称，但缺少特异性，需要结合患者 8 年前曾行 LASIK 手术及其他角膜地形图进行诊断

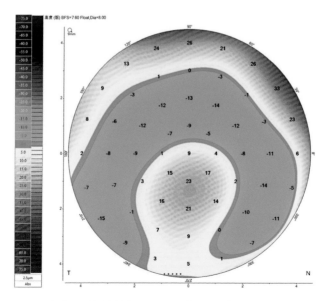

图 3-2-21　患者 10 年前曾行 LASIK 手术，角膜前表面高度图显示 +23μm 的膨出，与之相邻的是上方角膜平坦部分激光消融区域

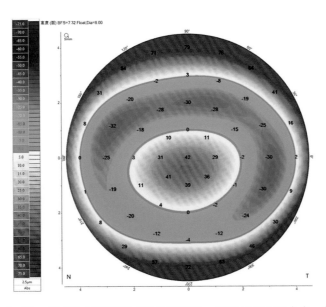

图 3-2-22　患者为严重屈光术后角膜扩张，既往 SMILE 手术史，角膜中央区域异常膨出，最高为 +42μm，相邻的平坦区域为激光消融区域，角膜呈现明显的高度差

4. 角膜后表面高度图　角膜后表面对于早期圆锥角膜的诊断，角膜屈光术后角膜膨隆的识别至关重要。准分子激光的切削、角膜瓣的存在、角膜上皮增生等对角膜后表面没有影响，因此后表面的数据对圆锥角膜的临床诊断非常有用（图 3-2-23，图 3-2-24）。

正常值：中央后表面相对 BFS 高度差异值小于 +12μm 则认为前表面形态正常。

异常值（参考最薄点位置高度值）：中央后表面相对 BFS 高度差异 +16μm，提示疑似或典型角膜后表面膨隆。

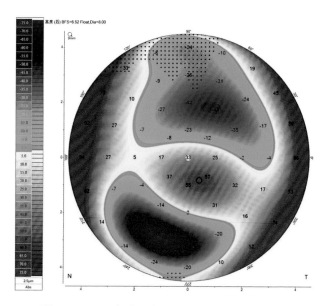

图 3-2-23　角膜后表面高度出现异常隆起 +57μm

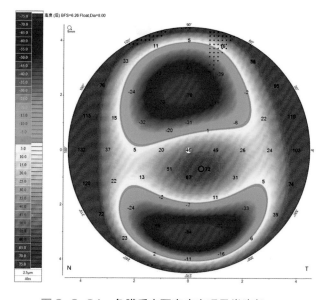

图 3-2-24　角膜后表面高度出现异常隆起 +72μm

　　角膜后表面高度图和圆锥角膜类似，单独参考角膜后表面高度图可能无法屈光术后角膜扩张。角膜后表面的扩张往往比前表面更加明显和严重（图 3-2-25～图 3-2-27）。

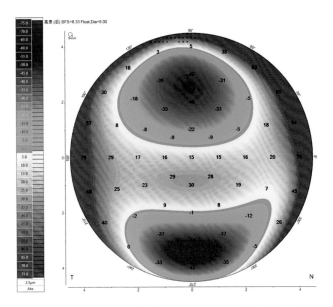

图 3-2-25　角膜后表面高度出现异常隆起 +30μm，结合患者 8 年前曾行 LASIK 手术，可进一步判断患者为屈光术后角膜扩张

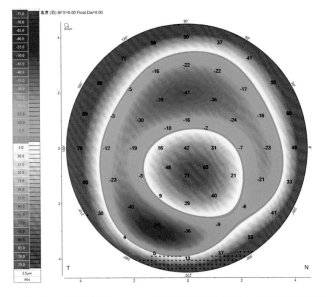

图 3-2-26　患者 10 年前曾行 LASIK 手术，角膜后表面高度出现异常隆起 +71μm

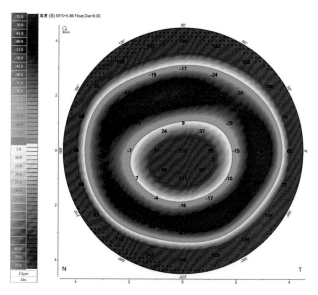

图 3-2-27　患者既往 SMILE 手术史，角膜后表面高度出现异常隆起 +110μm，相邻平坦区域和角膜中央超过 160μm 高度差

5. 角膜厚度图　圆锥角膜眼角膜厚度较正常眼偏薄，角膜中央区出现异常的角膜厚度值，通常呈现出中央区向边缘区厚度递增的趋势。厚度图提供了最薄点在角膜中央的位置信息，最薄点对于维持角膜结构及确定圆锥角膜进展过程中角膜变薄的程度至关重要（图 3-2-28，图 3-2-29）。此外，对于小角膜的患者，

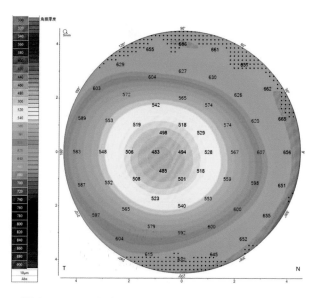

图 3-2-28　中央区偏颞侧，角膜厚度异常值为 483μm

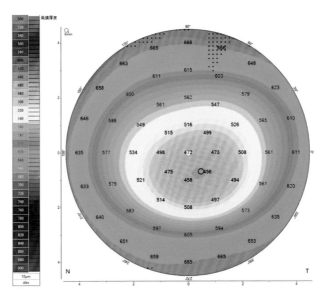

图 3-2-29　中央区角膜厚度异常值为 456μm

系统识别容易出现假阳性。需要观察最薄点厚度、顶点厚度、瞳孔厚度是否存在差异。警惕后表面最高点和角膜最薄点吻合的角膜。

异常值：直径 7mm 范围内角膜最薄点和最厚点差异值大于 100μm 提示厚度异常，须引起警惕（图 3-2-30）。

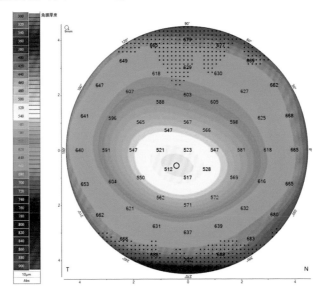

图 3-2-30　7mm 范围内角膜最薄点和最厚点差异值大于 100μm

屈光术后角膜厚度中央区域因激光切削变薄，角膜扩张可能出现厚度异常值，但仅通过角膜异常的厚度值难以确诊术后角膜扩张（图3-2-31～图3-2-33）。

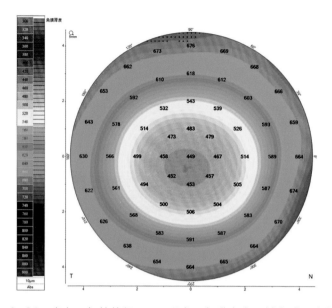

图3-2-31 患者8年前曾行LASIK手术，角膜中央区域角膜厚度较薄，单纯通过角膜厚图难以诊断术后角膜扩张

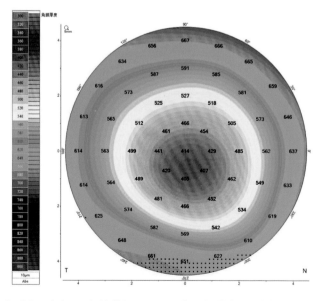

图3-2-32 患者10年前曾行LASIK手术，角膜中央区域角膜厚度较薄，中央区域最薄点为400μm

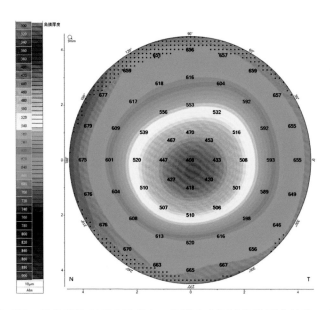

图 3-2-33　患者既往 SMILE 手术史，角膜中央区域角膜厚度较薄，中央区域最薄点为 402μm

6. 增强图　为了增强筛查角膜异常能力，将角膜最薄点 3.5mm 直径的区域范围内角膜前后表面的数据进行排除，其余高度数据重组得到新的增强拟合面，二者差异值凸显了角膜的锥形区域（图 3-2-34 ~ 图 3-2-38）。

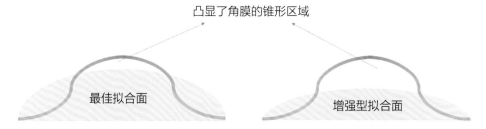

图 3-2-34　圆锥角膜的最佳拟合球面较陡，增强型拟合面更加接近正常的圆锥角膜，更能体现圆锥角膜的锥形程度

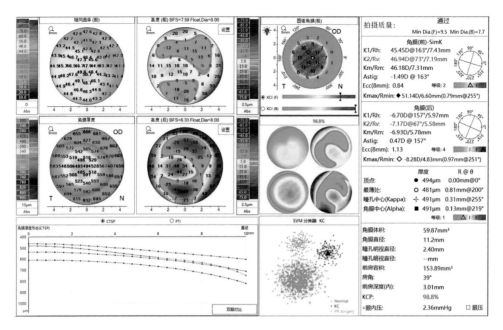

图 3-2-35　KCP 值显示异常

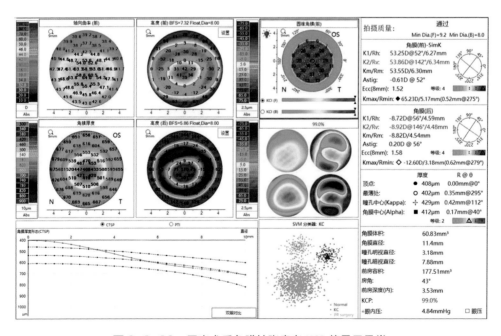

图 3-2-36　屈光术后角膜扩张患者 KCP 值显示异常

相比于单纯圆锥角膜，角膜厚度值偏薄。CTSP（角膜厚度空间分布图：角膜从最薄点位置到角膜周边厚度的平均增长）走行形似 S 形状，但由于激光切削，中央区域角膜厚度偏薄，曲线起点较高。

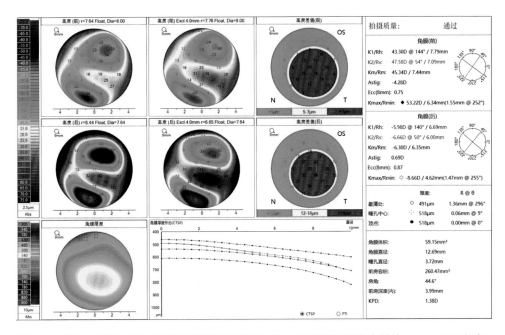

图 3-2-37　差异图前后表面均出现红色显示异常，角膜前表面高度差值＞7μm 显示红色，角膜后表面＞18μm 显示红色异常

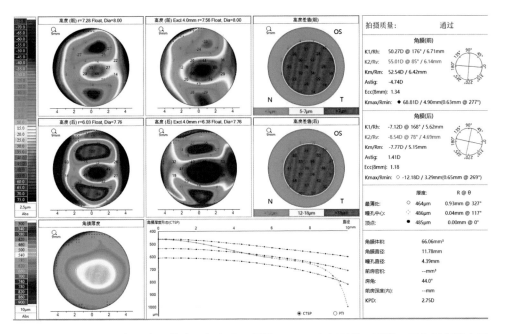

图 3-2-38　差异图前后表面均出现红色显示异常，CTSP 走行形似 S 形状，三条黑虚线表示正常人的分布状况，正常人的检查结果一般应在黑色虚曲线路径内

临床上圆锥角膜的诊断以角膜后表面高度图异常为基石。若患者同时伴随角膜厚度分布异常和临床性非感染性角膜变薄，角膜最薄点和角膜高度最高点一致，可为诊断圆锥角膜的金标准。特别对于早期或者隐匿期圆锥角膜，在临床上往往难以发现，不可以只根据单一的因素就排除圆锥角膜，可依据角膜后表面的形态和参数（形态＋数值）、双眼角膜厚度及分布差异、增强图等多种图形进行综合分析。此外，对于圆锥角膜的诊断仍然需要关注其他问题，例如患者的眼位和年龄、病史、屈光状态等其他因素（表 3-2-2）。

表 3-2-2　前后表面高度图异常值参考

	可疑圆锥角膜 （最薄点位置高度图）/μm	典型圆锥角膜 （最薄点位置高度图）/μm
前表面高度图	+8 ~ +11	> +12
后表面高度图	+13 ~ +16	> +16

二、角膜不规则散光

1. **疾病简介**　角膜不规则散光是指角膜最大曲率与最小曲率的子午线轴向相差不等于 90°，也可以定义为同一子午线上的点不具有相同的曲率。角膜不规则散光通常是由于继发性病变引起的，如角膜瘢痕、翼状胬肉、角膜钝挫伤、圆锥角膜、角膜内皮营养不良或者角膜激光手术偏中心切削等。不规则散光眼屈光系统的光线通过眼屈光面后不能在视网膜上形成清晰的物像，常见的临床表现主要有视力下降，头痛、眼痛、流泪等视疲劳症状，若在幼年时出现高度数的不规则散光会导致斜视和弱视。不规则散光无法通过柱镜进行完全矫正。

2. **图示**　病例 1：图 3-2-39 是一位诊断为双眼年龄相关性白内障的 70 岁男性行术前筛查的角膜前表面轴向曲率图，从图形中可以明显地看到他的角膜前表面曲率并没有明显的轴向，而是表现为鼻侧和上方高，颞侧和下方低；但是右边的数据栏给出了系统自动判定的轴向和散光，且散光很小，为 0.04D，这显然是与图像不符的。切向曲率图则能更直观地看到差异（图 3-2-40）。临床医师参考角膜地形图结果时不能单单依靠机器给出的数据，也要亲自读图。

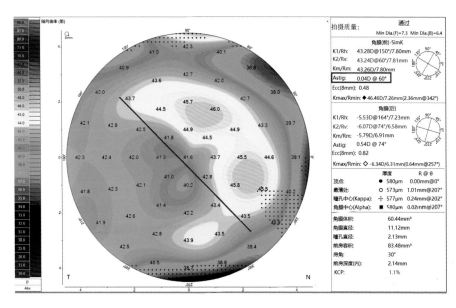

图 3-2-39 病例 1 角膜前表面轴向曲率图

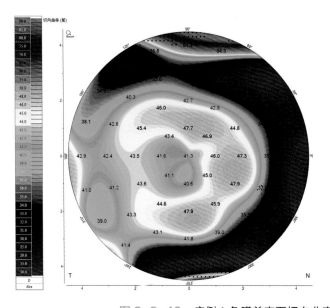

图 3-2-40 病例 1 角膜前表面切向曲率图

病例 2：诊断为双眼年龄相关性白内障的 81 岁女性。图 3-2-41 可以看到一个"三叶草"形的轴向分布（红线示），这属于角膜最大曲率子午线和最小曲率子午线轴向差不为 90°这一类型。图 3-2-42 的角膜前表面屈光力图可以更直观地看到这一形态。

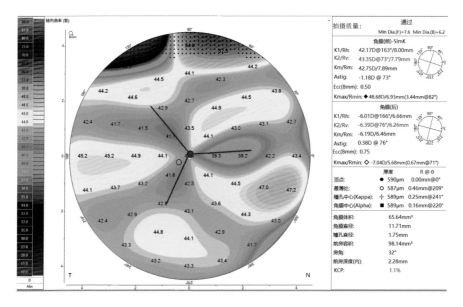

图 3-2-41　病例 2 角膜前表面轴向曲率图

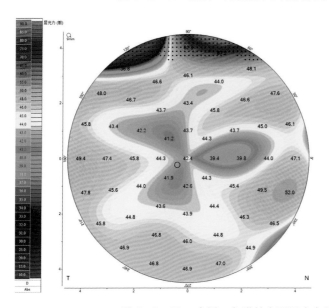

图 3-2-42　病例 2 角膜前表面屈光力图

三、翼状胬肉

1. **疾病简介**　翼状胬肉是一种隆起的肥厚的球结膜及其下的纤维血管组织侵犯到角膜的一种病变。由于其形态为三角形，酷似昆虫的翅膀，故得此名。该疾病多见于气候温暖的地区。它的病因不详，现认为可能与紫外线暴露、气候干燥、风尘刺激有关。翼状胬肉可单眼或双眼发病，常生长于鼻侧，呈水平生长。病理学上，翼状胬肉的特点是纤维血管增生和胶原的弹性变性，以及角膜前弹力层的破坏。在翼状胬肉较小时，通常没有症状，一旦胬肉侵犯视轴，便会引起视力下降，诱发散光，严重时会导致不同程度的眼球运动受限。它可分为真性翼状胬肉和假性翼状胬肉，鉴别点是假性翼状胬肉的结膜与角膜的连接不在角巩膜缘，通常是继发于外伤或炎症，且胬肉下探针可以通过。翼状胬肉若无临床症状可无须治疗，若翼状胬肉生长到达视轴或引起明显散光时，就需要考虑手术切除。

2. **图示**　病例3：该患者是44岁男性，5个月前曾行右眼翼状胬肉切除术，现为右眼翼状胬肉复发，鼻侧结膜纤维血管组织侵入角膜约3mm，颞侧侵入约0.5mm。图 3-2-43 是该患者的眼前段照相。图 3-2-44 显示右眼鼻侧和颞侧边缘均出现了角膜前表面曲率的异常，而角膜厚度图在病变区域也显示出厚度增加（图 3-2-45）。

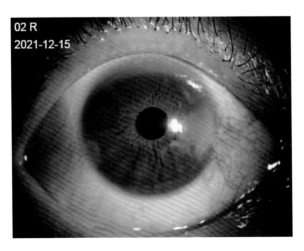

图 3-2-43　病例 3 眼前段照相

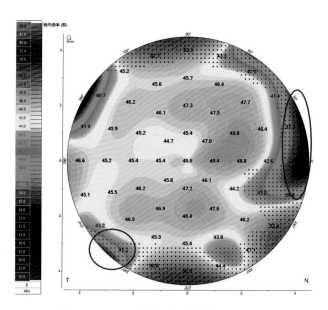

图 3-2-44　病例 3 角膜前表面轴向曲率图

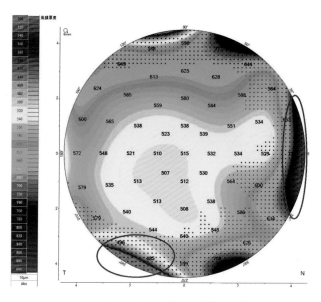

图 3-2-45　病例 3 角膜厚度图

四、角膜颗粒状营养不良

1. 疾病简介　角膜颗粒状营养不良，也称为 Groenouw 型营养不良，是最常见的角膜基质营养不良之一，是一种常染色体显性遗传的营养不良，外显率为100%，致病基因定位在常染色体 5q31 位点上。病理性检查具有特征性，角膜变性颗粒为玻璃样变。病变通常发生于青春期早期，双眼对称发病，病灶为大小和形状不同的边界清楚的灰白色混浊，或浅层基质放射状线条以清亮区间隔。疾病早期由于混浊区之间存在清亮区，对视力影响很小，由于混浊区域对光线的散射，可以引起畏光。在疾病后期，混浊缓慢进展、融合、侵犯基质深层，引起视力下降。当疾病影响到视力时，可在清除角膜上皮后使用准分子激光切削角膜基质来清除混浊区，但是在术后会复发，有报道称术后 1 年便会复发。在疾病后期，通常需要角膜移植来进行治疗。

2. 图示　病例 4：该患者是双眼角膜颗粒状营养不良伴圆锥角膜，右眼行角膜交联术后 3 个月，左眼随访观察。Scheimpflug 眼前节综合诊断分析仪（Scansys）示左眼角膜形态为：图 3-2-46 示左眼角膜基质层间颗粒状的高密度影，图 3-2-47 可见角膜中央偏颞侧曲率增高，图 3-2-48、图 3-2-49 显示相应位置角膜高度的增加，图 3-2-50 显示相应位置角膜厚度减少。其中图 3-2-48～图 3-2-50 的变化主要是由圆锥角膜引起的。

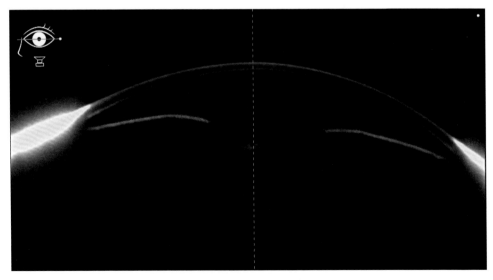

图 3-2-46　病例 4 左眼角膜颗粒状营养不良 Scheimpflug 影像图

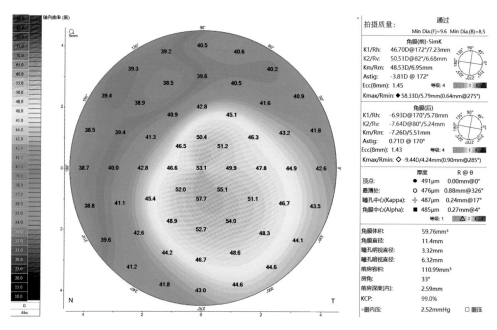

图 3-2-47　病例 4 角膜前表面轴向曲率图

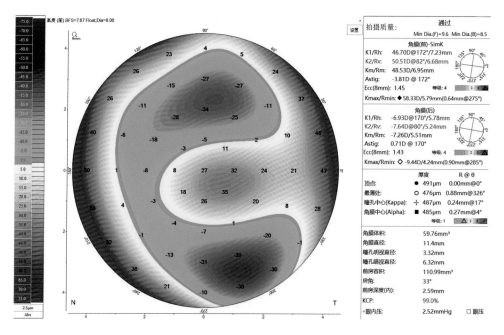

图 3-2-48　病例 4 角膜前表面高度图

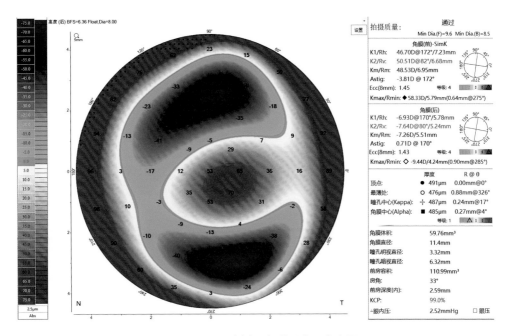

图 3-2-49　病例 4 角膜后表面高度图

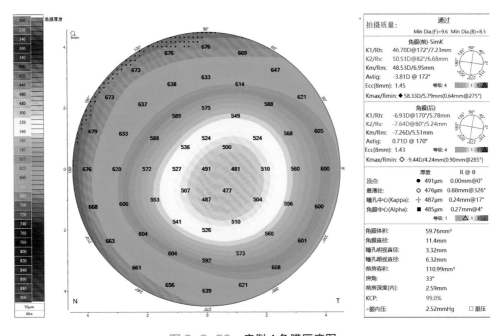

图 3-2-50　病例 4 角膜厚度图

五、角膜老年环

1. 疾病简介　角膜老年环是类脂质在角膜基质的环形沉积，表现为周边角膜的黄白色环。最初出现在上下方角膜，逐渐环绕整个角膜。在老年环清晰的外缘和角巩膜缘之间有一亮带，宽度为 0.3 ~ 1.0mm（Vogt 清亮交界带），老年环内侧与角膜没有清晰的边界。一般老年环是双眼对称的，但也可以单眼。老年环的发生与角膜温度和血流量有关。在角膜温度高的区域，血管的渗透性增加容易引起脂质沉积。因为角膜下方和上方是角膜最温暖的区域，而中央角膜温度最低，所以角膜老年环多在周边角膜形成。有报道在单侧颈动脉阻塞的患者中存在单眼老年环，由于眼内血流减少和角膜温度下降，发生阻塞侧的眼没有出现老年环，而未阻塞侧出现了正常的老年环。在病理学上，类脂质沉积最初发生在深层基质，以后会出现在浅层基质。晚期会出现在全层基质。老年环无症状，无须特殊治疗。

2. 图示　由于老年环通常出现于角膜缘，而 Scheimpflug 眼前节综合诊断分析仪常规角膜地形图仅拍摄角膜中心 8mm 直径范围，故可以在角膜地形图上没有任何阳性发现。在 Scheimpflug 影像图上，老年环呈现角膜周边部的高密度影（图 3-2-51），在角膜前表面高度图上边缘高度异常增加（图 3-2-52），且这种类似的地形变化可以在角膜前表面轴向曲率图、切向曲率图和屈光力图上得到印证（见图 3-2-53 ~ 图 3-2-55）。

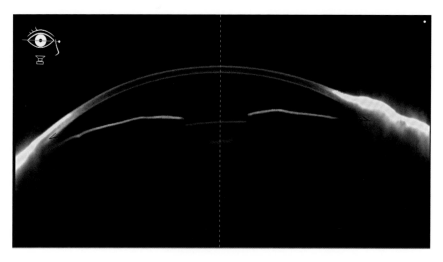

图 3-2-51　角膜老年环患者 Scheimpflug 影像图

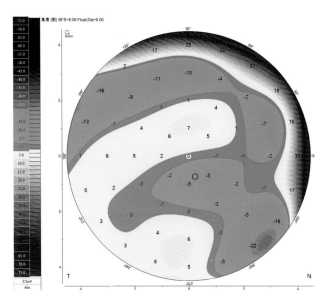

图 3-2-52　角膜老年环患者角膜前表面高度图

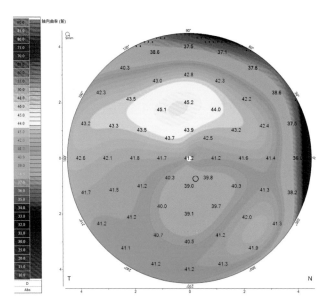

图 3-2-53　角膜老年环患者角膜前表面轴向曲率图

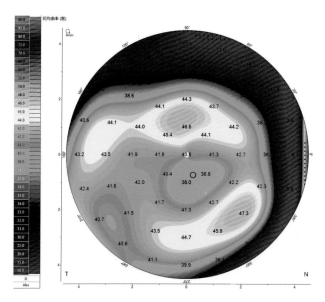

图 3-2-54　角膜老年环患者角膜前表面切向曲率图

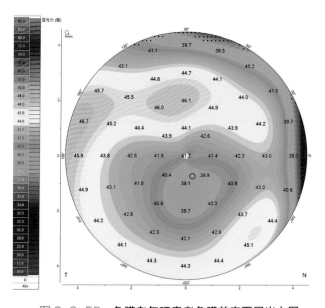

图 3-2-55　角膜老年环患者角膜前表面屈光力图

六、球形角膜扩张

1. 疾病简介　球形角膜扩张是一种罕见的非炎症性双侧角膜扩张性疾病，其主要特征是角膜球状突出，并伴有角膜缘到角膜缘的弥漫性变薄。基质变薄最明显的部位是周边或中周边，其组织病理学表现与圆锥角膜相似。由于角膜变薄和突出，患者多表现为高度近视伴不规则散光，框架眼镜矫正视力差。Vogt 线、上皮下瘢痕、Fleischer 环、脂质沉积和角膜新生血管在球形角膜中很少见。进展到晚期，后弹力膜破裂，角膜可能变得不透明和水肿。可先天发病也可后天发病，先天因素为常染色体隐性遗传；获得性球形角膜扩张与慢性边缘性睑缘炎、春季角结膜炎、甲状腺功能不全眼病、Ehlers-Danlos 综合征、Marfan 综合征等相关。球形角膜的治疗具有一定挑战性，接触镜和新型巩膜镜片的使用仍然存在争议，早期多采取保守观察或角膜交联术治疗，晚期可行板层角膜移植术。

2. 图示　病例5：图 3-2-56 是一位双眼诊断为球形角膜扩张的 34 岁男性患者的角膜前表面轴向曲率图，从图形中可以看到角膜前表面曲率均匀增加，角膜中央与周边曲率相差不大；图 3-2-57 的角膜厚度地形图显示角膜厚度减少，最薄点角膜厚度 384μm，远小于正常角膜厚度，并呈现出弥漫性变薄；角膜前

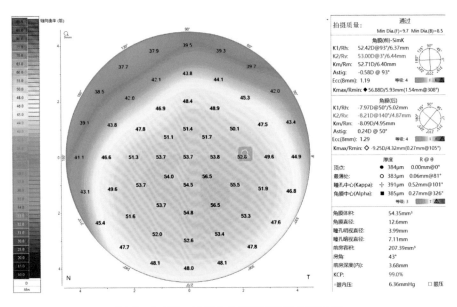

图 3-2-56　病例 5 角膜前表面轴向曲率图

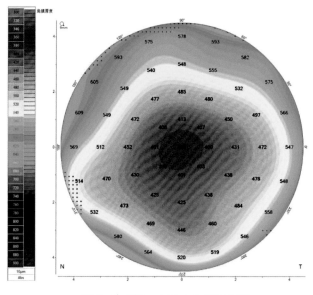

图 3-2-57　病例 5 角膜厚度图

表面高度图（图 3-2-58）、后表面高度图（图 3-2-59）上中央和边缘高度异常增加，后表面为甚。角膜上皮厚度图没有圆锥角膜呈"甜甜圈"状的上皮增厚表现（图 3-2-60）。

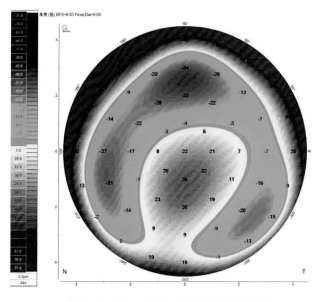

图 3-2-58　病例 5 角膜前表面高度图

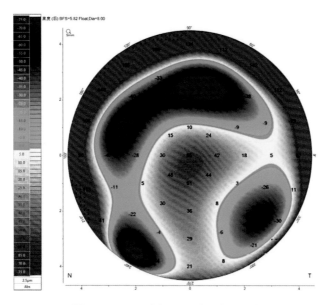

图 3-2-59　病例 5 角膜后表面高度图

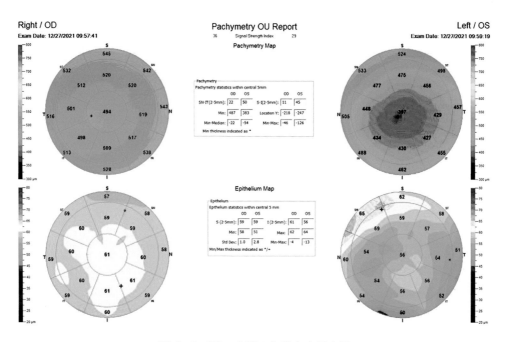

图 3-2-60　病例 5 角膜上皮厚度图

七、角膜屈光术后

1. 简介 角膜提供了人眼 70% 的屈光力，对人眼视觉质量至关重要。应用准分子激光等激光技术进行的角膜屈光矫正手术是目前主流的屈光矫正手术，一般可分为表层切削术和板层切削术两大类。目前，临床上常用的术式主要有表层切削术中的经上皮准分子激光角膜切削术（trans-epithelial photorefractive keratectomy，Trans-PRK，TPRK）以及板层切削术中的准分子激光原位角膜磨镶术（laser in situ keratomileusis，LASIK）、飞秒辅助的准分子激光原位角膜磨镶术（femtosecond assisted-LASIK，FS-LASIK）、飞秒激光小切口角膜基质透镜取出术（femtosecond small incision lenticule extraction，SMILE）。

角膜地形图检查是贯穿角膜屈光手术始终的一项重要检查。在术前，准确的角膜地形图检查有助于手术医师判断角膜形态、散光及轴向，识别圆锥角膜及潜在的术后角膜膨隆风险患者，辅助地形图引导或像差引导的个性化切削手术。在术后，角膜地形图检查可用于评价手术质量、评估视觉质量、及时发现及处理术后并发症等。值得注意的是，传统基于 Placido 盘原理的角膜曲率计测量角膜前表面曲率估算全角膜曲率（模拟角膜曲率）。由于角膜屈光手术改变了角膜前表面曲率半径，前后表面固定关系改变，模拟角膜曲率不再适用于角膜屈光术后患者。因此，结合角膜前后表面真实测量数据、角膜厚度等数据才能对这类患者进行个性化、精准的评估诊断。

不同准分子激光手术术后所呈现的角膜地形图不具特异性的差别。近视激光术后通常表现为角膜中央部变得平坦、曲率降低；远视激光术后则表现为角膜中央部较周边部更为陡峭、曲率增高。因患者术前角膜散光、轴向、屈光不正差异，以及切削直径、伤口愈合速率的影响，不同患者术后角膜地形图也会有显著差异。

2. 轴向屈光力 轴向屈光力可以直观显示准分子激光手术后角膜曲率的变化，可借此判断患者近视矫正量、术后视力和视觉质量优劣。正常情况下，近视激光术后角膜前表面的轴向屈光力降低（变蓝），角膜后表面则无明显变化（图 3-2-61）。

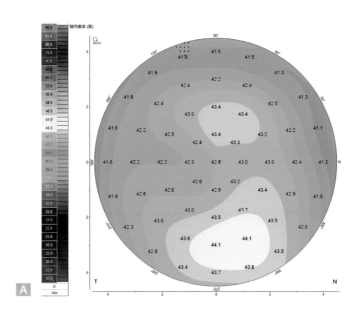

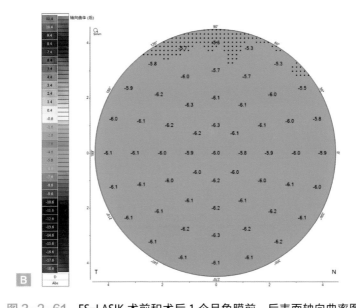

图 3-2-61　FS-LASIK 术前和术后 1 个月角膜前、后表面轴向曲率图

A. 术前角膜前表面轴向曲率图，表现为不对称领结形，平均角膜曲率（mean keratometry，Km）=43.00D；

B. 该患者术前角膜后表面轴向曲率图，Km=-6.05D；

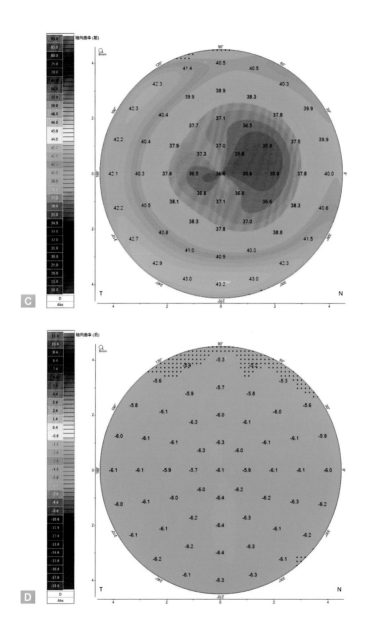

图 3-2-61　FS-LASIK 术前和术后 1 个月角膜前、后表面轴向曲率图（续）

C. 该患者行 FS-LASIK 术后 1 个月角膜前表面轴向曲率图，角膜中央轴向曲率较术前明显降低，呈蓝色圆形区域，切削区表现为不对称领结形，Km=36.62D；

D. 该患者行 FS-LASIK 术后 1 个月角膜后表面轴向曲率图，较术前无明显变化，Km=−6.11D。

　　SMILE、TPRK 术后轴向曲率图表现与 FS-LASIK 术后轴向曲率图无明显差异（图 3-2-62，图 3-2-63）。

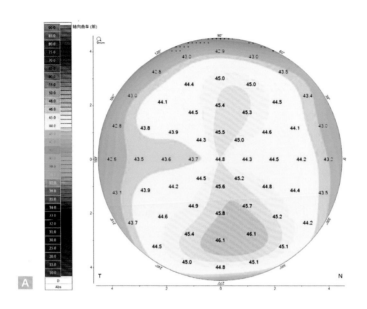

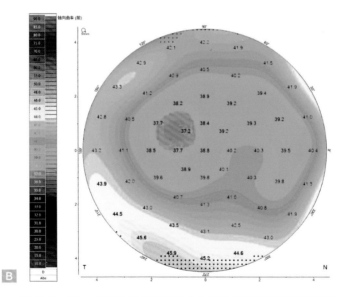

图 3-2-62　SMILE 术前和术后 1 个月角膜前表面轴向曲率图

A. 术前角膜前表面轴向曲率图，表现为不对称领结形，Km=44.75D；

B. 同一患者行 SMILE 术后 1 个月角膜前表面轴向曲率图，角膜中央轴向曲率较术前明显降低，呈蓝色圆形区域，Km=39.03D。

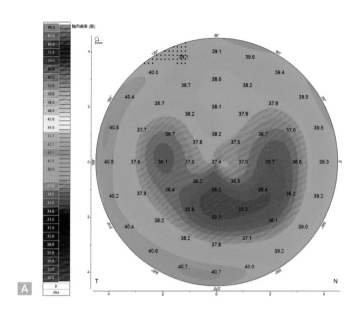

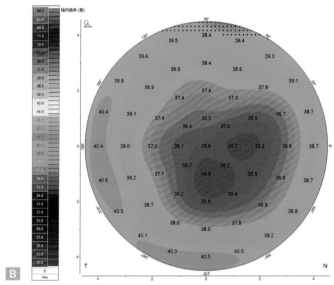

图 3-2-63　TPRK 术后 1 个月、6 个月角膜前表面轴向曲率图

A. TPRK 术后 1 个月角膜前表面轴向曲率图，角膜中央轴向曲率明显较低，呈蓝色圆形区域，切削区下方更甚，Km=36.43D；

B. 同一患者 TPRK 术后 6 个月角膜前表面轴向曲率图，较术后 1 个月角膜中央轴向曲率分布趋向均匀，Km=35.94D。

3. **角膜前表面高度图**　由于准分子激光手术是在角膜前表面进行切削的手术，因此，前表面高度图对于曾行准分子激光手术的眼睛具有重要价值，可检测手术中去除的角膜组织的情况，也可用于诊断术后的偏中心切削、中央岛或其他异常情况（图 3-2-64）。

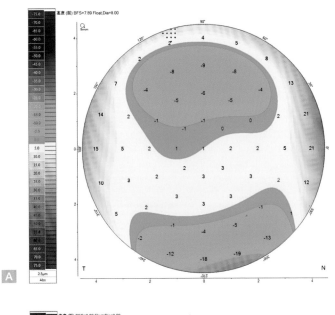

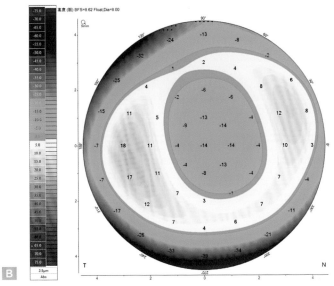

图 3-2-64　TPRK 术前和术后 1 个月、6 个月角膜前表面高度图

A. 术前角膜前表面高度图；

B. 同一患者行 FS-LASIK 术后 1 个月角膜前表面高度图，可见中央切削区角膜变平；

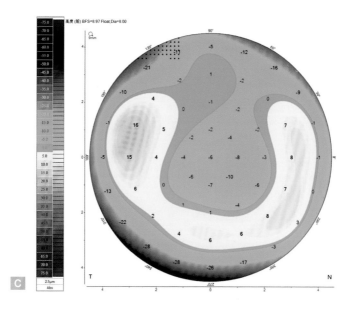

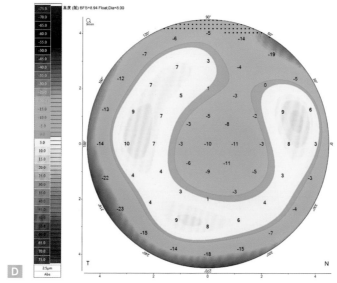

图 3-2-64　**TPRK 术前和术后 1 个月、6 个月角膜前表面高度图（续）**

C、D. TPRK 术后 1 个月、6 个月角膜前表面高度图，可见中央切削区角膜
变平，两次检查之间无明显变化。

4. 角膜后表面高度图　准分子激光术后角膜后表面高度图的形态通常不
会产生明显变化，但数值会在合理范围内有所变化，并在长期随访中保持稳

定。后表面高度图是判断术后角膜膨隆的敏感指标，若术后出现较高的后表面高度值且在随访中不断进展，则高度提示角膜膨隆，甚至继发性圆锥角膜的可能（图 3-2-65，图 3-2-66）。

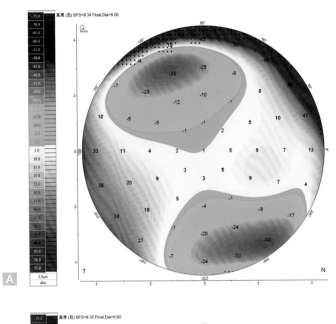

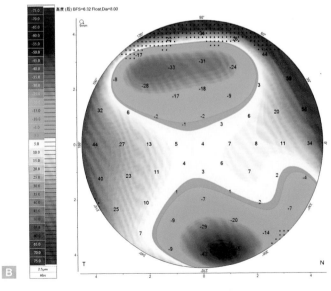

图 3-2-65　同一患者 SMILE 术前及术后 1 个月角膜后表面高度图

形态未见明显变化，数值变化在合理范围内。

A. 术前；B. 术后 1 个月。

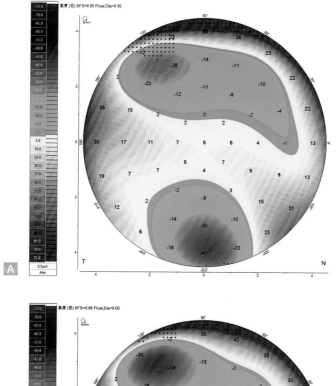

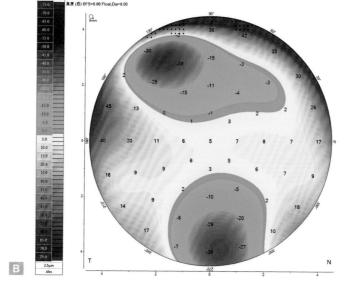

图 3-2-66　TPRK 术后 1 个月和术后 6 个月角膜后表面高度图

形态正常，数值在两次随访中保持稳定。

A. TPRK 术后 1 个月；B. 术后 6 个月。

5. 角膜厚度图　角膜上皮再生不完全或过度增生都可影响角膜厚度，角膜厚度图有助于分析准分子激光术后欠矫和过矫的原因。此外，各种术后并发症如层间积液综合征、角膜瓣下微透镜植入均可导致厚度图的变化（图 3-2-67，图 3-2-68）。

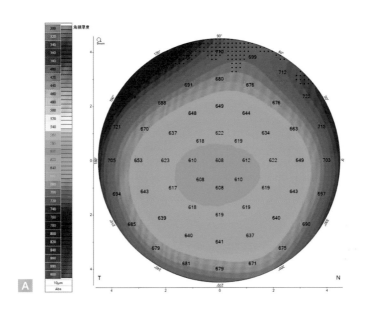

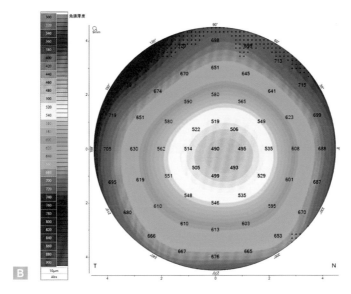

图 3-2-67　FS-LASIK 术前和术后角膜厚度图

A. 术前角膜厚度图；

B. 同一患者行 FS-LASIK 术后角膜厚度图，中央角膜厚度较术前明显降低，并向周边厚度逐渐增加，显示切削过渡区。

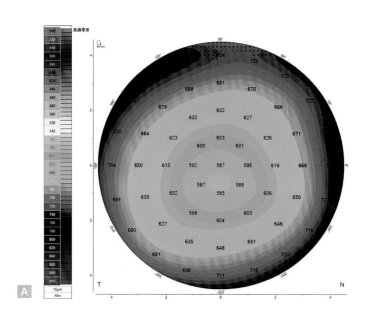

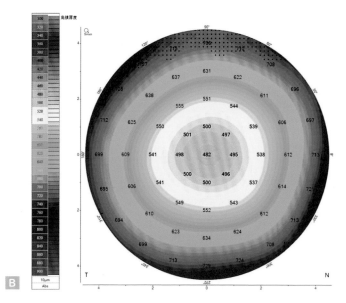

图 3-2-68　SMILE 术前、术后角膜厚度图

显示 SMILE 术前、术后角膜厚度图变化与 FS-LASIK 无明显特征性差异。

A. 术前；B. 术后。

6. 增强图　增强图是筛查圆锥角膜的重要工具。而对于准分子激光手术，继发性圆锥角膜或角膜膨隆是眼科医师极力避免的手术并发症。因此增强图不管是对角膜屈光手术后的随访还是对疑似继发性圆锥角膜进行诊断，都有重要价值（图3-2-69，图3-2-70）。

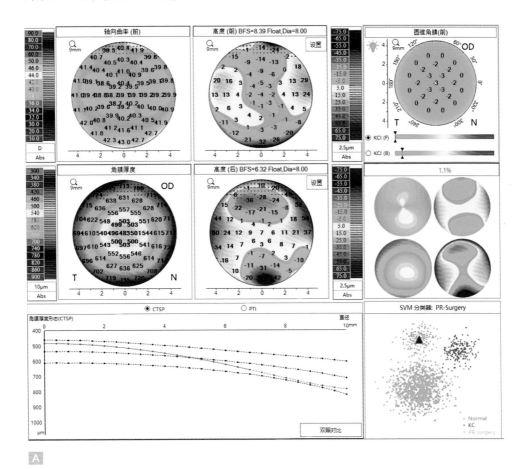

图3-2-69　SMILE术后1个月增强图显示CTSP在正常范围内，PTI为近视屈光术后正常表现

A. CTSP图；

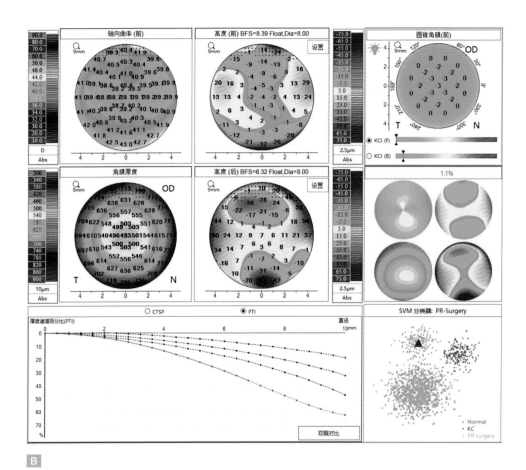

B

图 3-2-69　SMILE 术后 1 个月增强图显示 CTSP 在正常范围内，PTI 为近视屈光术后正常表现（续）

B. PTI 图。

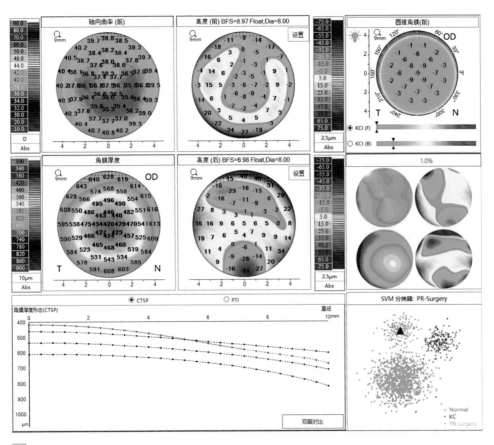

A

图 3-2-70　TPRK 术后 1 个月增强图显示 CTSP 在切削区偏薄，向周边逐渐增厚，PTI 为近视屈光术后正常表现

A. CTSP 图；

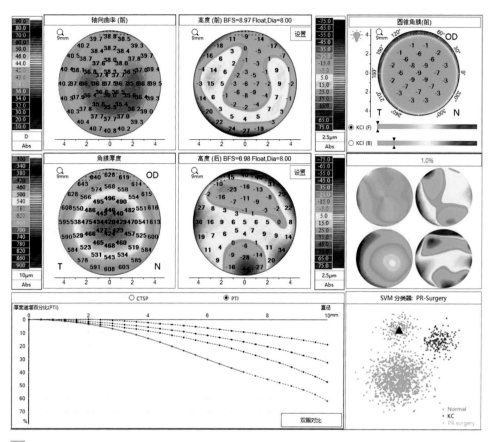

B

图 3-2-70　TPRK 术后 1 个月增强图显示 CTSP 在切削区偏薄，向周边逐渐增厚，PTI 为近视屈光术后正常表现（续）

B. PTI 图。

除以上屈光四联图及增强图分析外，Scheimpflug 眼前节综合诊断分析仪还具备比较两次检查结果的功能，可以显示术前术后、两次随访之间角膜的变化情况，监测患者病变的动态过程；还可提供曲率分布图及厚度分布图。据文献报道，角膜屈光术后切削区的曲率梯度与角膜上皮重塑存在正相关关系，进而导致术后屈光回退。因此曲率分布图及角膜厚度分布图可以对屈光术后角膜上皮重塑、屈光回退的诊断以及增强手术的设计提供一定指导（图 3-2-71 ~ 图 3-2-73）。

轴向曲率 (前)

Dia. \ K,@	K1(D),@	K2(D),@	Astig(D)	Km(D)
2 mm	35.46 @ 114°	35.77 @ 24°	-0.31	35.62
3 mm	35.80 @ 117°	35.98 @ 27°	-0.18	35.89
4 mm	36.35 @ 121°	36.44 @ 31°	-0.09	36.40
5 mm	37.05 @ 127°	37.21 @ 37°	-0.16	37.13
6 mm	37.79 @ 154°	38.36 @ 64°	-0.57	38.08
7 mm	38.69 @ 143°	39.20 @ 53°	-0.51	38.95
8 mm	39.36 @ 142°	39.84 @ 52°	-0.48	39.60
9 mm	39.49 @ 141°	39.96 @ 51°	-0.47	39.73

轴向曲率 (后)

Dia. \ K,@	K1(D),@	K2(D),@	Astig(D)	Km(D)
2 mm	-5.66 @ 9°	-6.09 @ 99°	0.43	-5.88
3 mm	-5.69 @ 9°	-6.07 @ 99°	0.38	-5.88
4 mm	-5.71 @ 8°	-6.03 @ 98°	0.32	-5.87
5 mm	-5.72 @ 7°	-5.94 @ 97°	0.22	-5.83
6 mm	-5.70 @ 7°	-5.81 @ 97°	0.11	-5.76
7 mm	-5.65 @ 7°	-5.62 @ 97°	-0.03	-5.64
8 mm	-5.55 @ 7°	-5.37 @ 97°	-0.18	-5.46
9 mm	-5.39 @ 10°	-4.97 @ 100°	-0.42	-5.18

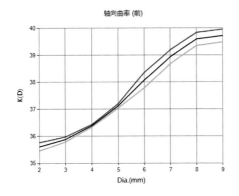
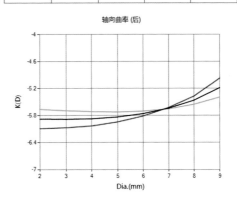

图 3-2-71　TPRK 术后 6 个月曲率分布图

绿线表示 K1，红线表示 K2，黑线表示 Km；图中显示角膜前表面轴向曲率从中央到周边逐渐变陡，曲率变化最大的区域在 5~6mm 处；角膜后表面轴向曲率在中央及旁中央区未见明显变陡趋势，在周边区变陡，属近视屈光术后正常表现。

轴向曲率 (前)

Dia. \ K,@	K1(D),@	K2(D),@	Astig(D)	Km(D)
2 mm	38.70 @ 23°	39.59 @ 113°	-0.89	39.15
3 mm	38.97 @ 17°	39.92 @ 107°	-0.95	39.45
4 mm	39.16 @ 10°	40.32 @ 100°	-1.16	39.74
5 mm	39.30 @ 6°	40.62 @ 96°	-1.32	39.96
6 mm	39.49 @ 4°	40.80 @ 94°	-1.31	40.15
7 mm	39.79 @ 4°	41.15 @ 94°	-1.36	40.47
8 mm	40.33 @ 6°	42.09 @ 96°	-1.76	41.21
9 mm	41.33 @ 4°	44.03 @ 94°	-2.70	42.68

轴向曲率 (后)

Dia. \ K,@	K1(D),@	K2(D),@	Astig(D)	Km(D)
2 mm	-6.19 @ 4°	-6.62 @ 94°	0.43	-6.41
3 mm	-6.19 @ 4°	-6.64 @ 94°	0.45	-6.42
4 mm	-6.20 @ 5°	-6.63 @ 95°	0.43	-6.42
5 mm	-6.20 @ 7°	-6.57 @ 97°	0.37	-6.39
6 mm	-6.19 @ 8°	-6.42 @ 98°	0.23	-6.31
7 mm	-6.17 @ 9°	-6.19 @ 99°	0.02	-6.18
8 mm	-6.13 @ 12°	-5.89 @ 102°	-0.24	-6.01
9 mm	-6.07 @ 22°	-5.65 @ 112°	-0.42	-5.86

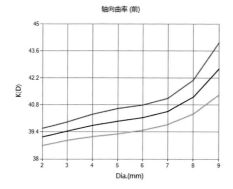

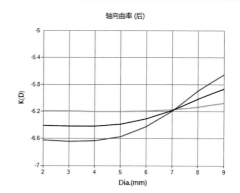

图 3-2-72　SMILE 术后 1 个月曲率分布图

绿线表示 K1，红线表示 K2，黑线表示 Km；图中显示角膜前表面轴向曲率从中央到周边平缓变陡，角膜后表面轴向曲率正常表现。

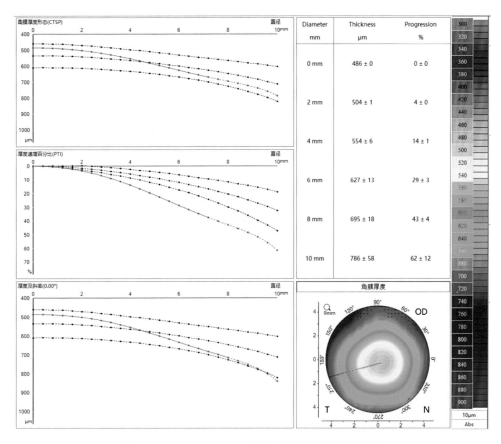

图 3-2-73　FS-LASIK 术后 1 个月角膜厚度分布图

角膜屈光术后角膜地形图的改变主要集中在角膜前表面。角膜前表面的轴向曲率、前表面高度图对屈光术后状态的诊断十分重要。而准分子激光手术通常不会引起角膜后表面的剧烈变化，但角膜后表面任何偏离正常值的情况都可能提示异常的角膜病理变化。在随访过程中结合随访模式前后对比、屈光分布及厚度分布图进行分析有助于眼科医师了解患者角膜切削情况及术后恢复状态。

八、角膜胶原交联术后

1. 简介　角膜胶原交联术（corneal collagen cross-linking，CXL）是利用光化学原理增加角膜强度的一种新疗法，术中需用核黄素有效渗透到角膜胶原内，然后用紫外线进行局部照射治疗。利用核黄素在紫外线作用下产生单线态氧（singlet oxygen，$^1O_2$）和活性氧（reactive oxygen species，ROS），诱导角膜胶原纤维的氨基间产生化学交联键，从而增强角膜强度。可用于治疗早中期原发性或继发性圆锥角膜、感染性角膜炎、大泡性角膜病变、透明性角膜边缘变性等角膜疾病，而联合准分子激光手术可以提高患者的视功能，使角膜地形图正常化。较为严重的并发症有角膜内皮损伤及感染性角膜炎，但发生率低；短期并发症主要有术后角膜刺激症状、角膜基质水肿、上皮愈合不良、角膜雾状混浊、无菌性角膜浸润等。角膜胶原交联术后患者须定期进行角膜地形图的检查，重点在前表面曲率图的最大曲率、角膜厚度图上的最薄点厚度以及角膜前后表面高度等，以评估治疗是否有效阻止角膜病变的发展。

2. **轴向屈光力** 由于角膜胶原交联手术旨在增强角膜强度，阻止角膜膨隆或使已膨隆的角膜部分变平，故术后前表面的曲率会有所降低。在联合准分子激光的患者中，这一变化会更为明显（图 3-2-74，图 3-2-75）。

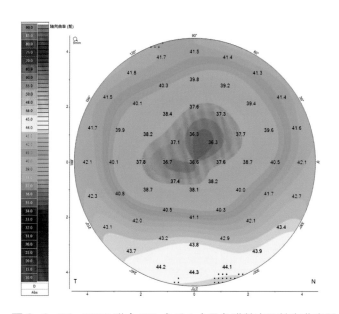

图 3-2-74 TPRK 联合 CXL 术后 1 个月角膜前表面轴向曲率图
该患者术前上下方不对称性（inferior-superior，I-S）＞1.26D，术后可见角膜中央曲率降低，I-S 明显降低。

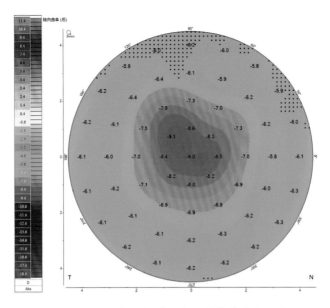

图 3-2-75　术后角膜后表面轴向曲率图正常

3. 角膜前表面高度图（图 3-2-76）

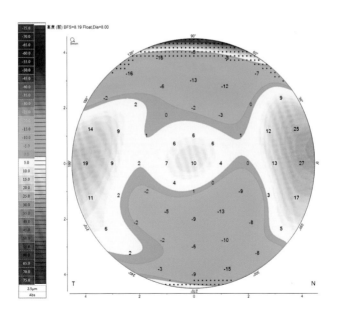

图 3-2-76　术后 1 个月的角膜前表面高度图

中央角膜高度值 +10μm，须进一步随访病情是否进展。

4. 角膜后表面高度图（图3-2-77，图3-2-78）

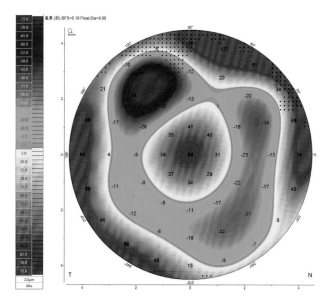

图3-2-77 准分子激光治疗性角膜切削术（phototherapeutic keratectomy，PTK）联合 CXL 治疗圆锥角膜患者术后 1 个月的角膜后表面高度图

高度值较术前增高，呈孤岛样改变；进一步随访高度值有无变化可评估手术效果。

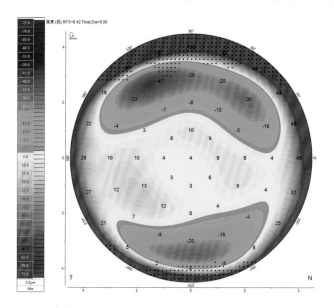

图3-2-78 TPRK 联合 CXL 患者术后 1 个月的角膜后表面高度图

该患者术前旁中央鼻侧区域后表面高度值 +16μm，术后角膜后表面高度图趋于正常表现。

5. 角膜厚度图（图 3-2-79，图 3-2-80）

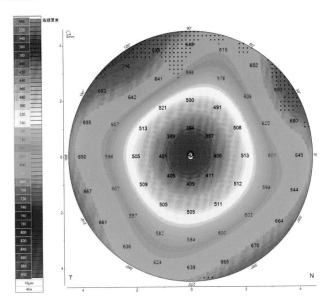

图 3-2-79　PTK 联合 CXL 治疗圆锥角膜患者术后 1 个月的角膜厚度图
中央角膜厚度明显降低，切削范围不似单纯角膜屈光手术大。

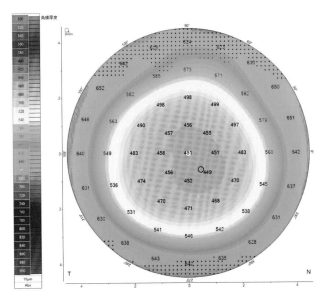

图 3-2-80　TPRK 联合 CXL 患者术后 1 个月的角膜厚度图
中央偏颞侧角膜厚度降低。

6. 增强图（图 3-2-81） 增强图在诊断圆锥角膜方面有不可替代的重要作用，在 CXL 术后随访过程中，增强图可以辅助医师辨别病情是否进展、评估手术效果。

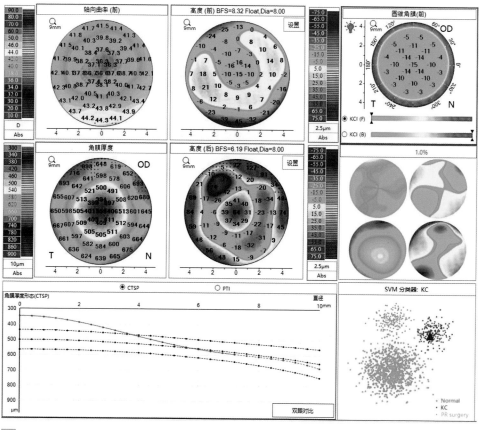

A

图 3-2-81　PTK 联合 CXL 治疗圆锥角膜患者术后 1 个月的增强图

显示角膜厚度变化率最大区域在 4~6mm 区域。

A. CTSP；

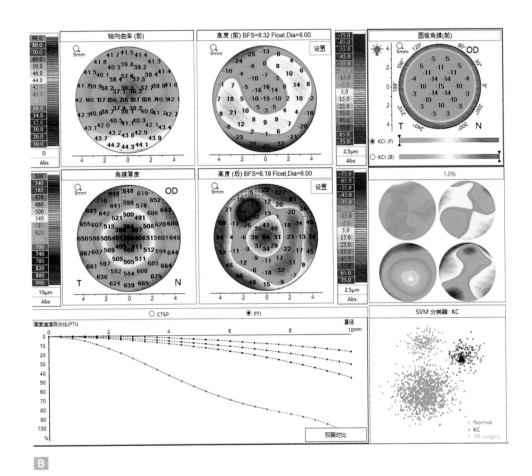

图 3-2-81 PTK 联合 CXL 治疗圆锥角膜患者术后 1 个月的增强图（续）

显示角膜厚度变化率最大区域在 4 ~ 6mm 区域。

B. PTI。

　　CXL 作为圆锥角膜的治疗手段，术后定期的地形图随访尤为重要。除角膜后表面高度数值、前表面曲率图的最大曲率、角膜厚度图上的最薄点厚度外，还要综合增强图中的数据评估治疗是否有效阻止圆锥角膜的进展，抑或是术后有无角膜扩张并发。

九、角膜移植术后

1. 简介　角膜移植术根据手术方式的不同大致可分为板层角膜移植术（lamellar keratoplasty，LK）、穿透性角膜移植术（penetrating keratoplasty，PK）及角膜内皮移植术（endothelial keratoplasty，EK）。LK 是切除角膜前层的病变组织后，再将相应厚度的植片移植到植床上，必要时可以仅留下后弹力层及内皮层，即深板层角膜移植术；PK 则为全层角膜的移植术；而 EK 是一种选择性地置换病变角膜内皮的术式，其保留了正常的角膜上皮和基质层，目前已逐渐取代PK，被广泛用于治疗角膜内皮功能失代偿。

角膜移植术的适应证广泛。按照手术目的不同，可分为治疗角膜瘢痕、角膜营养不良及变性、角膜内皮功能失代偿、圆锥角膜等的光学性角膜移植；治疗角膜组织变形、穿孔、葡萄肿等的成形性角膜移植；治疗感染性角膜疾病的治疗性角膜移植；以及为改善外貌的美容性角膜移植术。但不论何种角膜移植术，角膜的正常功能都是临床医师及患者的共同追求，然而术后角膜的高度散光、不规则散光是目前显微手术技术仍未完全解决的问题，且不同医师的手术结果相差可能很大，对患者的术后视力恢复、视觉质量造成极大的影响。进一步的视力或视觉质量提升治疗，也是角膜移植手术的延续。

由于角膜移植术后角膜的形状明显不同于正常角膜，采用正常角膜形态的拟合球面以及数据解读造成了角膜移植术后地形图较大的变异性。同时，随着手术时间的推移，角膜地形图呈现动态的变化，曲率逐渐增大而非球面性的改变则没有固定的规律。在术后早期，进行角膜地形图检查可以辅助医师明确角膜移植术后散光性质、来源，从而通过分步拆线来控制散光；判断伤口愈合速率；在术后晚期，完善角膜地形图检查可以明确视觉质量影响因素、发现术后并发症以及为今后散光矫正、像素矫正等手术设计提供依据。

2. 轴向屈光力　屈光力图形是角膜移植术后的地形图检查重点，可以明确术后角膜曲率值、散光性质、大小及轴向，可以通过屈光力分布对照裂隙灯检查相应区域是否缝线过紧或愈合过快，进而通过拆除部分缝线的方法达到改善角膜形态、减少散光的目的（图 3-2-82 ~ 图 3-2-84）。

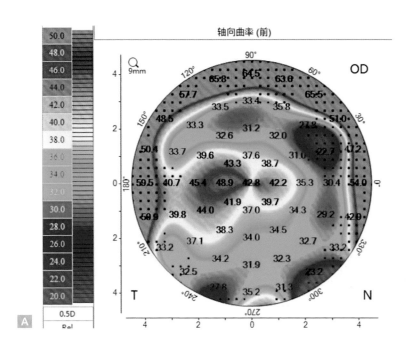

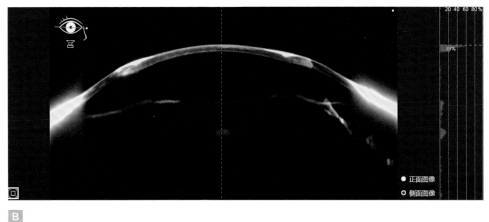

图 3-2-82　深板层角膜移植术后 1 年角膜前表面轴向曲率图和 Scheimpflug 图像

A. 深板层角膜移植术后 1 年，前表面轴向曲率图形态变化较大，仅在中央观察到不对称领结状曲率
   形态，颞侧轴向曲率高于鼻侧；
B. 结合 Scheimpflug 图像，这种表现是由于植片边缘水肿以及角膜缝线所致。

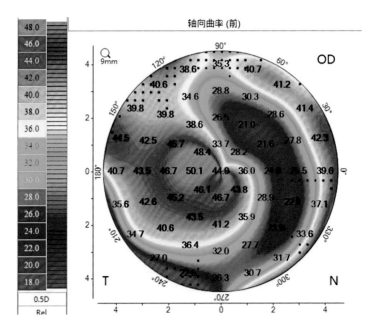

图 3-2-83　另一深板层角膜移植术后 7 个月患者的前表面轴向曲率图

颞侧曲率明显高于鼻侧，两侧曲率相差较大，结合裂隙灯检查，患者仅间断拆除部分鼻侧缝线。

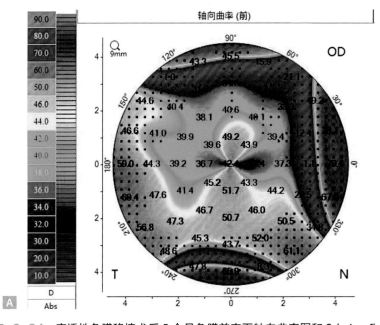

图 3-2-84　穿透性角膜移植术后 5 个月角膜前表面轴向曲率图和 Scheimpflug 图像

A. 穿透性角膜移植术后 5 个月患者的前表面轴向曲率图，仅在中央观察到不对称领结状曲率形态，周边形态变化较大；

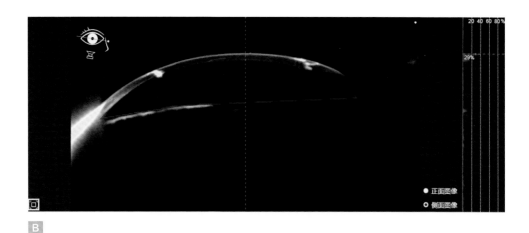

B

图 3-2-84　穿透性角膜移植术后 5 个月角膜前表面轴向曲率图和 Scheimpflug 图像（续）

B. 结合 Scheimpflug 图像，这种表现是由于植片边缘水肿以及角膜缝线所致。

3. 角膜前表面高度图（图 3-2-85，图 3-2-86）

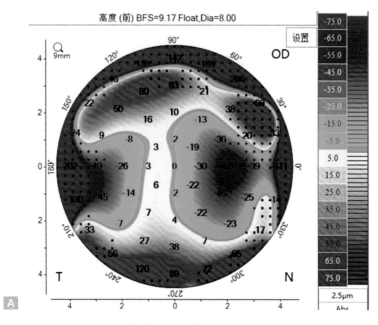

A

图 3-2-85　深板层角膜移植术后 1 年角膜前表面高度图和 Scheimpflug 图像

A. 深板层角膜移植术后 1 年患者的前表面高度图，鼻侧高度值较颞侧低，越靠近周边变化越大；

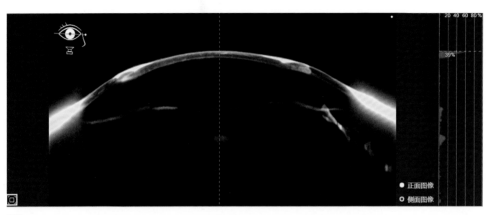

B

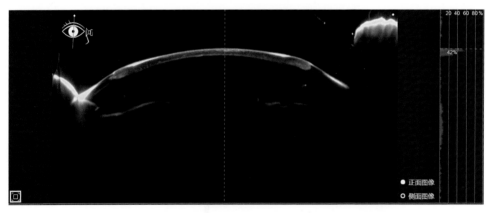

C

图 3-2-85　深板层角膜移植术后 1 年角膜前表面高度图和 Scheimpflug 图像（续）

B、C. 结合 Scheimpflug 图像，颞侧角膜水肿较鼻侧为重，上下方角膜水肿较鼻颞侧轻。

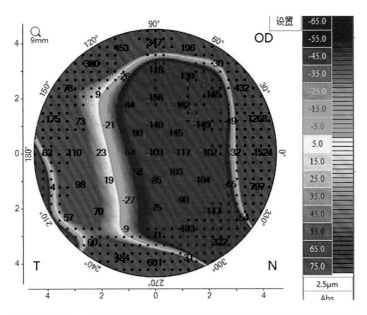

图 3-2-86　穿透性角膜移植术后 5 个月患者的角膜前表面高度图

4. 角膜后表面高度图（图 3-2-87，图 3-2-88）

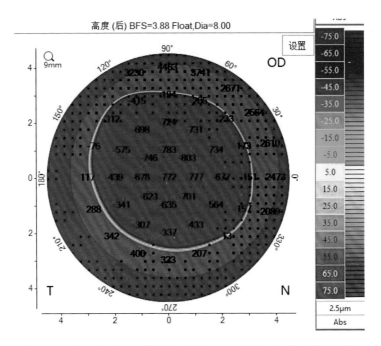

图 3-2-87　深板层角膜移植术后 7 个月患者的角膜后表面高度图

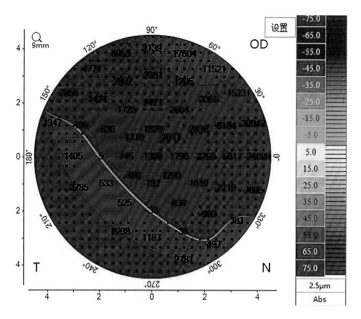

图 3-2-88　穿透性角膜移植术后 5 个月患者的角膜后表面高度图

5. 角膜厚度图（图 3-2-89，图 3-2-90）　角膜厚度图可为术后并发症提供早期诊断依据，判断水肿消失速率，伤口愈合程度甚至早期的植片溶解。

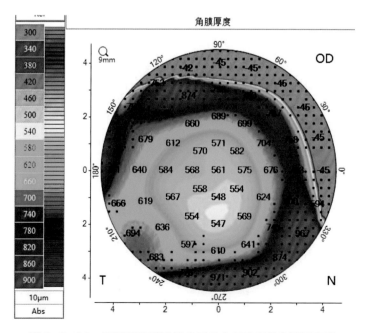

图 3-2-89　深板层角膜移植术后 7 个月患者的角膜厚度图

在中央区域仍可显示相对正常的角膜厚度地形图。

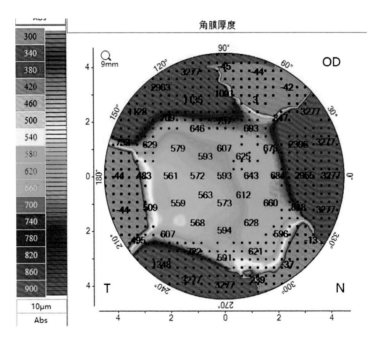

图 3-2-90 穿透性角膜移植术后 5 个月患者的角膜厚度图
呈不规则厚度分布。

6. 增强图（图 3-2-91，图 3-2-92）

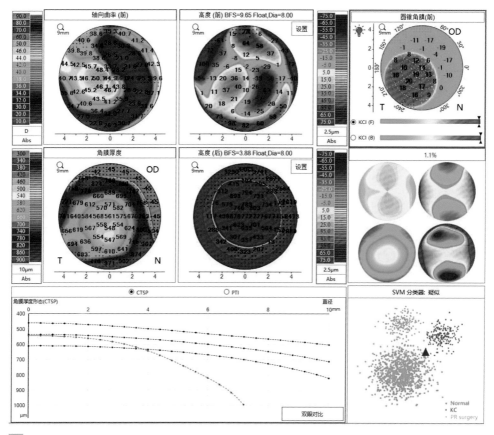

图 3-2-91 深板层角膜移植术后 7 个月患者的增强图

角膜厚度形态在中央 4mm 范围内处于正常范围，其他范围内变异较大。

A. CTSP；

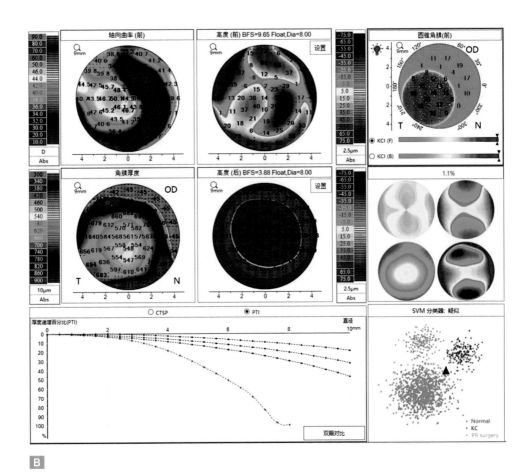

图 3-2-91　深板层角膜移植术后 7 个月患者的增强图（续）

角膜厚度形态在中央 4mm 范围内处于正常范围，其他范围内变异较大。

B. PTI

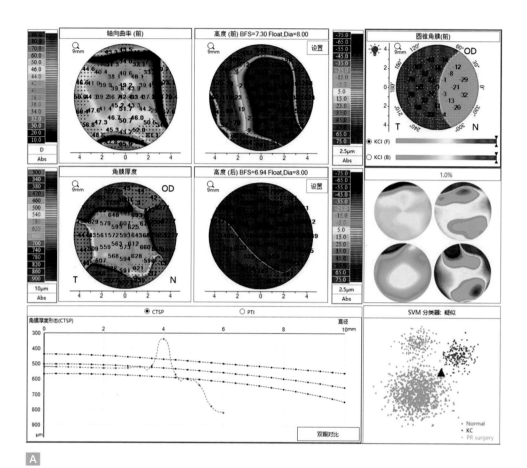

图 3-2-92 **穿透性角膜移植术后 5 个月患者的增强图**

角膜厚度形态在中央 3mm 范围内处于正常范围，其他范围内变异较大。

A. CTSP；

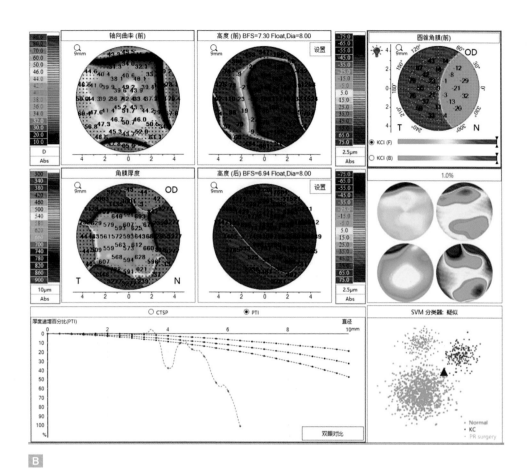

图 3-2-92　穿透性角膜移植术后 5 个月患者的增强图（续）

角膜厚度形态在中央 3mm 范围内处于正常范围，其他范围内变异较大。

B. PTI

　　在角膜移植术后，角膜地形图在长时间内变化多端，且不具显著规律性。但通过地形图检测，可以发现植片的屈光动态变化，根据这些变化采取相应的措施，对于提高患者的视觉质量具有重要的意义。

第四章

屈光性白内障手术中的应用

第一节 人工晶状体优选的时代需求

白内障手术已从复明手术向屈光手术转换，术后不仅要"看见"，更需要"看得清晰、看得舒适、看得持久"。白内障术后，晶状体被摘除，角膜的光学质量和人工晶状体（IOL）的光学特性将直接影响全眼的光学质量。因此，根据角膜光学特性来优选 IOL 成为精准屈光性白内障手术的必然要求。在手术规划时，白内障手术医师既需要分析晶状体混浊程度，更需要精准把握人眼光学特性，从角膜的规则散光、球差、不规则散光、前后表面形态等主要光学特性来优选 IOL。

在目前的 Scheimpflug 眼前节综合诊断分析仪中，Scansys 是第一台中国自主研发的基于旋转 Scheimpflug 成像原理的新型生物测量分析仪，每次测量采集 107 520 个数据点和 28 张裂隙图像，提供了角膜前后表面丰富的信息。基于该仪器，我们可以获取用于 IOL 优选的充分的角膜及晶状体信息。

第二节 晶状体分析

新型 Scheimpflug 眼前节综合诊断分析仪设置有晶状体分析模块（图 4-2-1），通过对晶状体从横截面和纵截面两个维度进行灰度值计算。

其在白内障领域，可有如下应用：①可以得到选定点的晶状体密度的客观定量，它根据图像的灰度，将晶状体密度定为 0 ~ 100，对于白内障的诊断有辅助作用；②可以对混浊区域进行定位，了解主要混浊区域的分布，对手术方式的设计及术中操作有一定的指导意义；③跟踪一定区域的白内障的发展；④在一定程度上实现白内障术后的跟踪随访。

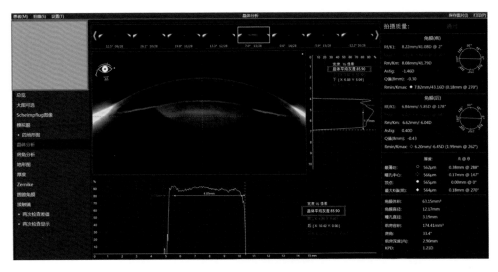

图 4-2-1　晶状体分析模块

第三节　角膜散光与人工晶状体优选

　　如果检查结果提示角膜存在明显散光，需要先明确或排除圆锥角膜。新型 Scheimpflug 眼前节综合诊断分析仪内置圆锥角膜模块（图 4-3-1），其提供了角膜前、后表面的标准 BFS 模式下的角膜高度图与 CTSP 曲线，并提供了 SVM 分类器，有助于诊断圆锥角膜（详见第三章第二节）。

　　在排除了圆锥角膜之后，需要考虑是否植入 Toric IOL 来矫正角膜散光。如果需要，则须确定所需矫正散光的度数和方向。Toric IOL 是一种结合了散光矫正功能的 IOL，其光学面的两条主子午线具有不同的屈光力，以矫正角膜散光。环曲面可以被设计在 IOL 光学部的前表面，也可以在后表面，并可以与非球面、多焦点的设计相结合。Toric IOL 的定位准确性和在眼内的方向稳定性是散光矫正的关键。

　　需要分析 Scheimpflug 眼前节综合诊断分析仪提供的屈光四图模块（图 4-3-2）的形态、K 值、全角膜散光的度数和轴向，决定是否矫正散光，并优选 Toric IOL 进行矫正。通过 Toric IOL 矫正的是规则散光，不适用于不规则散光，特别

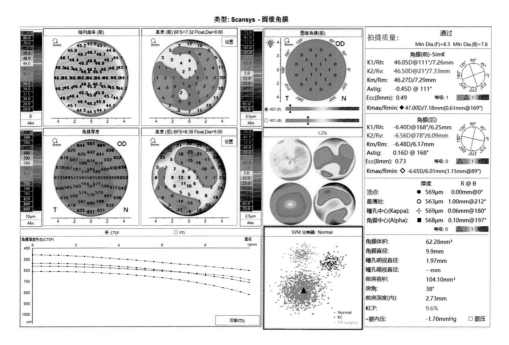

图 4-3-1　圆锥角膜模块

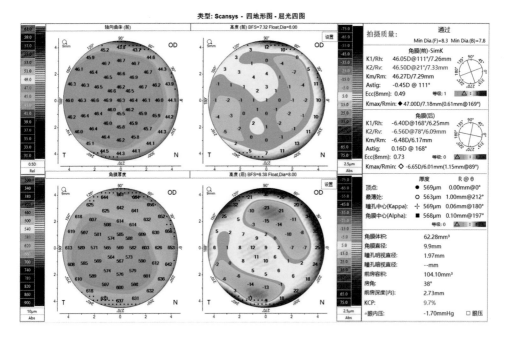

图 4-3-2　屈光四图模块

是对于严重不规则散光的矫正，如果用 Toric IOL 矫正，对术后残余散光的预测性不准确，甚至可能出现较差的术后结果。

预期角膜规则散光>0.75D 即可考虑 Toric IOL。Toric IOL 的轴向放置在哪个方向，需要考虑全角膜散光情况（图 4-3-3 屈光模块红框处）。Scansys 为我们提供了两种方式计算全角膜散光（光路追踪和高斯等效）。

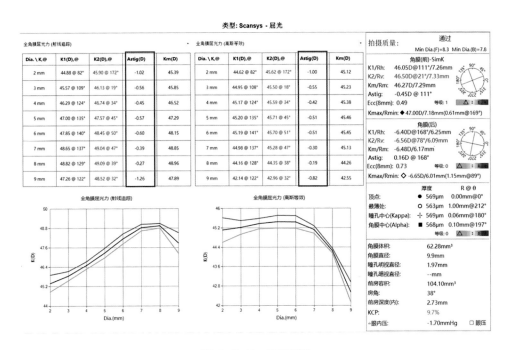

图 4-3-3　屈光模块

植入 Toric IOL 矫治散光还需要考虑角膜散光随年龄的非线性变化规律（图 4-3-4）。笔者通过大样本横断面研究发现全角膜散光的年龄拐点分别为 36 岁和 69 岁，逆规散光的平均增速在 18 至 35 岁、36 至 68 岁分别为 0.13D/10 年和 0.45D/10 年，在 69 岁之后趋于稳定。

因此，需要在术前与病人充分沟通，以确定是否预留一定的顺规散光，具体见表 4-3-1。

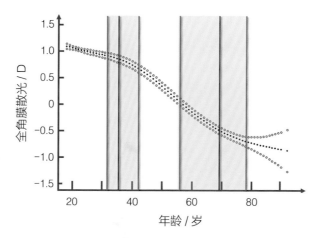

图 4-3-4　全角膜散光与年龄的平滑拟合曲线

黑点虚线代表平滑拟合曲线，圆圈虚线代表 95% 可信区间的上下界。

表 4-3-1　考虑年龄的全角膜散光矫正量推荐表

年龄 / 岁	以 52 岁时全矫为目标 /D		以 69 岁时全矫为目标 /D	
	顺规散光	逆规散光	顺规散光	逆规散光
≤35	TCA-0.013 1× （35-Y）-0.74	TCA+0.75	TCA-0.013 1× （35-Y）-1.48	TCA+0.75
36 ~ 52	TCA-0.044 9× （52-Y）	TCA+0.044 9× （52-Y）	TCA-0.044 9× （69-Y）	TCA+0.75
53 ~ 68			TCA-0.044 9× （69-Y）	TCA+0.044 9× （69-Y）
≥69			TCA	TCA

注：TCA. 全角膜散光；Y. 年龄。

例如对于 36 岁，全角膜散光 +3.00D@90° 的患者，以 52 岁时全矫为目标，现在应矫正的散光量为：

TCA-0.044 9×（52-Y）

=3.00-0.044 9×（52-36）

=2.28≈2.25D

可以理解为现在做手术需要预留的顺规散光约为 0.75D，随着年龄改变，当患者到 52 岁时则只有 0.03D 的顺规散光，到 69 岁时则为 0.73D 的逆规散光，总

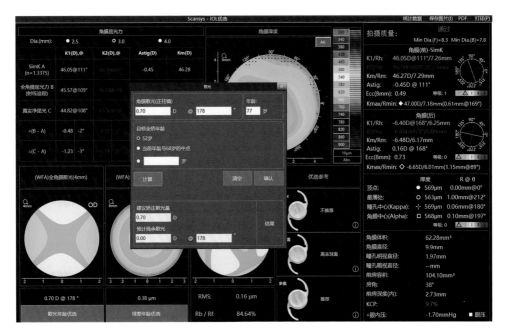

图 4-3-5　IOL 优选：散光年龄优选

体来说，对患者全生命周期的视觉质量影响较小。笔者团队就此已开发相应的软件，并已应用于 Scansys 中（图 4-3-5）。

需要指出的是，目前关于全角膜散光随年龄的非线性变化规律是基于横断面研究得出的，因此对于具体的患者，变化情况可能存在一定程度的个体差异，需要在医患沟通时明确。

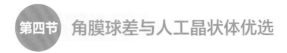

第四节　角膜球差与人工晶状体优选

传统的球面 IOL 植入术后，眼的总球差更趋正，峰值在 0.5μm 左右，导致大瞳孔下的视觉质量下降。为了克服这个问题，IOL 的光学部前、后两个表面或一个表面被设计成非球面，产生负球差（或零球差）以不同程度地抵消（或不增加）角膜的正球差，改善大瞳孔情况下的视觉质量。根据不同的设计理念，有些非球面 IOL 尝试术后达到全眼零球差，有些则保留少量正球差。

根据现有市面上 IOL 的消角膜球差能力，可以将 IOL 分成以下五类（表 4-4-1）。

（1）高消球差非球面 IOL（高非球面 IOL）：消角膜球差能力＞ 0.25μm。

（2）中消球差非球面 IOL（中非球面 IOL）：0.15μm ＜消角膜球差能力 ≤0.25μm。

（3）低消球差非球面 IOL（低非球面 IOL）：0 ＜消角膜球差能力≤0.15μm。

（4）零球差非球面 IOL（零球差 IOL）：消角膜球差能力为 0，即对角膜球差不增不减。

（5）传统球面 IOL：IOL 自身为正球差，增加术后全眼正球差。

表 4-4-1 部分 IOL 的球差情况

分类	IOL 型号	球差值 /μm
零球差 非球面 IOL	Adapt-AO	0
	Promin AW-UV	0
	Rayner 920H	0
低消球差 非球面 IOL	AcrySof Restor +3D	-0.10
	Bio Vue PAL	-0.12
	Hexavision XO	-0.12
中消球差 非球面 IOL	Acrysof IQ	-0.20
	Acrysof IQ Toric	-0.20
	Zeiss CT509M	-0.18
	Promin A1-UV	-0.20
高消球差 非球面 IOL	Tecnis ZCB00	-0.27
	Promin AQBH	-0.29
球面 IOL	Acrysof SA60AT Acrysof MA60BM Matrix Aurium 400/401 Adapt	+0.18，随折射力改变而不同

然而，是否零球差就是最好呢？正球差对伪调节有一定的意义，人群全眼球差分布情况显示球差峰值正常年轻人在 0.1μm 左右，正常老年人在 0.2μm 左右，即正常人群在 0.1 ~ 0.2μm。因此，在手术规划时建议术后预留少量全眼正球差，例如 +0.10μm，对于有特殊需求的患者可做相应增减。每个人的角膜球差不一样，对于一些特殊情况，球差会有明显改变。例如患者既往有近视性角膜屈光手

术史［包括准分子激光屈光性角膜切削术（photorefractive keratectomy，PRK）、LASIK 等］，中央角膜变平，会有更高的正球差；如果是远视性屈光手术，周边角膜变平，会变为负球差。因此，要根据角膜的球差情况，结合患者的眼前节结构参数、视觉需求、年龄等因素个性化地选择合适的球面或非球面 IOL。

新型 Scheimpflug 眼前节综合诊断分析仪在 Zernike 模块（图 4-4-1）中，可获得全角膜像差的 Zernike 多项式，其中包括球差的均方根（root mean square，RMS）结果（这个模块中需要设置直径）。也可在 IOL 优选模块（图 4-4-2）直接获得 6mm 人工瞳孔直径下的全角膜球差的均方根 RMS。

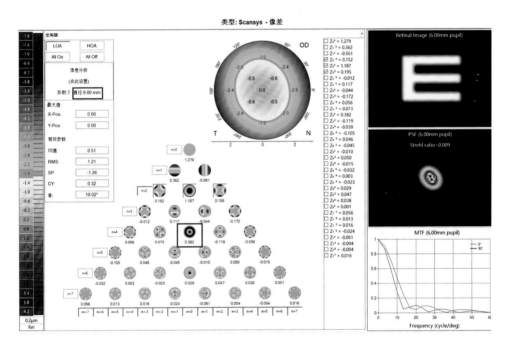

图 4-4-1 Zernike 模块：6mm 高阶像差

笔者通过大样本横断面研究发现角膜球差随年龄的非线性变化规律（图 4-4-3），全角膜球差的年龄拐点为 39 岁。20～39 岁，全角膜球差基本平稳；39 岁之后全角膜球差的增速平均为 0.057μm/10 年。

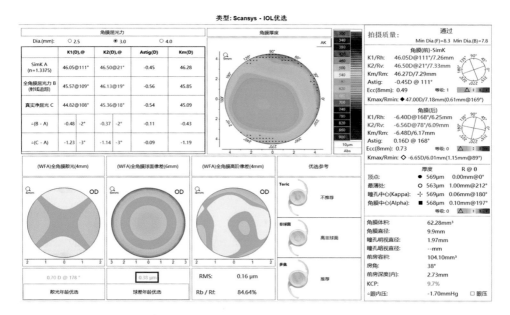

图 4-4-2　**IOL 优选模块：6mm 高阶像差**

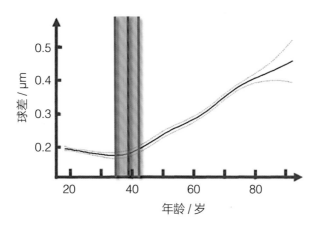

图 4-4-3　**全角膜球差与年龄的平滑拟合曲线**

黑点虚线代表平滑拟合曲线，圆圈虚线代表 95% 可信区间的上下界。

因此，需要在术前与患者充分沟通，以确定是否预留一定的球差，具体见表 4-4-2。

表 4-4-2 考虑年龄的全角膜球差矫正量推荐表

年龄 / 岁	全角膜球差矫正量 /μm*
≤39	TSA-（39-Y）×0.001 3 +（76-39）/2×0.005 7
40~76	TSA +（76-Y）/2×0.005 7
≥76	TSA

注：参考中国人平均寿命 76 岁，以 58 岁时全眼球差 0 为目标；若不以 0 为目标，则减去相应的目标球差。TSA: total spherical aberration，全角膜球差；Y：年龄。

例如对于 40 岁的患者，全角膜球差 0.2μm，若目标以 58 岁时全眼球差为 +0.1μm，应矫正球差量为：

TSA+（76-年龄）/2×0.005 7-目标球差

=0.2+（76-40）/2×0.005 7-0.1

=0.203μm

则全眼球差术后为 0，患者 58 岁时为+0.1μm，76 岁时为+0.2μm。总体来说，可实现各年龄段均能获得相对较好的视觉质量。笔者团队就此已开发相应的软件，并已应用于 Scansys 中（图 4-4-4）。

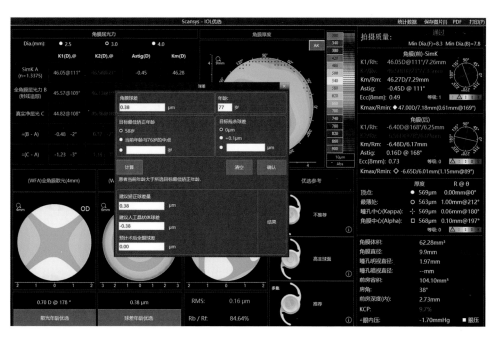

图 4-4-4 IOL 优选：球差年龄优选

　　需要指出的是，目前关于全角膜球差随年龄的非线性变化规律是基于横断面研究得出的，因此对于具体的患者，变化情况可能存在一定程度的个体差异，需要在医患沟通时明确。

　　一般而言，考虑到角膜平面与 IOL 平面差异对球差的影响以及正球差的意义，对于根据全角膜球差优选 IOL，建议如下。

　　（1）如果角膜球差≥0.35μm，选择高非球面 IOL。

　　（2）如果角膜球差 0.25 ~ 0.35μm，选择中非球面 IOL。

　　（3）如果角膜球差 0.20 ~ 0.25μm，选择低非球面 IOL。

　　（4）如果角膜球差 0.05 ~ 0.20μm，选择零球差 IOL。

　　（5）如果角膜球差 < 0.05μm，选择传统球面 IOL，以改善术后全眼球差。

第五节　角膜不规则散光与人工晶状体优选

　　角膜不规则散光对于多焦点 IOL 尤其有意义。多焦点 IOL 通过重新分布进入眼内的光能，达到既可视远又可视近的目的。现有的多焦点 IOL 可分为两种主要类型：折射型、衍射型。近年来还出现了区域折射多焦点 IOL、三焦点 IOL、小阶梯光栅衍射 IOL。列举几种多焦点 IOL 如下。

　　1. 阶梯渐进衍射多焦点 IOL　Alcon 的 Restor 中央衍射区与周边折射区相融合，前光学面中央 3.4/3.6mm 直径区域为 7/9 个阶梯衍射环，阶梯高度和宽度由中央向周边递减，近附加为 +2.50/+3.00D，球差 –0.2/–0.1μm。阶梯渐进衍射结构可以根据环境光照度变化提供有效光能分布，改善暗环境下视远功能。

　　2. 全光学面衍射多焦点 IOL　AMO 公司的 Tecnis ZMB00、Tecnis Symfony 和 Zeiss 公司的 Lisa 809M。ZMB00 约 30 个衍射环，近附加 +4.00D，球差 –0.27μm。Symfony 采用 Echelette 小阶梯光栅衍射设计，全光学面有 9 个衍射环，近附加 +1.50D，在一定范围内呈现连续视程。

　　3. 三焦点 IOL　Zeiss 的 LISA tri 839MP、Alcon 的 PanOptix。839MP 中央区 4.34mm 直径范围三焦点设计，周边双焦点，近 +3.33D，中 +1.66D，光能量分布远 50%、中 20%、近 30%，球差 –0.18μm。PanOptix 中央 4.5mm 直径范围为三焦点设计，近 +3.25D，中 +2.17D，球差 –0.1μm。

4. 区域折射多焦点 IOL　Oculentis 的 MF30/MF15，区域折射设计，近附加 +3.00D/+1.50D，零球差，光能丢失仅约 7%。

多焦点 IOL 在视网膜上的成像是一图像相对清晰地聚焦于视网膜上，另外的图像则高度离焦而细节难辨认，通过视觉的神经机制发生作用来选择并还原较清晰的那个像。因此，多焦点 IOL 的成像实际上不是清晰的单一焦点，而是模糊斑，是成像并不锐利的"软"焦点。如果在"软"焦点上再叠加明显不规则散光，那么"软"焦点会更加模糊，影响视觉质量，在手术规划时应对此引起重视。

根据新型 Scheimpflug 眼前节综合诊断分析仪角膜屈光力地形图可以定性地观察角膜不规则散光。而角膜总高阶像差这一项可以定量地提供角膜不规则散光。一般建议把选择多焦点 IOL 的角膜不规则散光（4mm 区）临界值定为 0.3μm（图 4-5-1 "Zernike 模块"或图 4-5-2 "IOL 优选模块"）。

角膜不规则散光< 0.3μm，可以考虑多焦点 IOL。

0.3μm≤角膜不规则散光< 0.5μm，选择多焦点 IOL 需要慎重。

角膜不规则散光≥0.5μm，表示有明显的不规则散光，不是多焦点 IOL 的适应证。

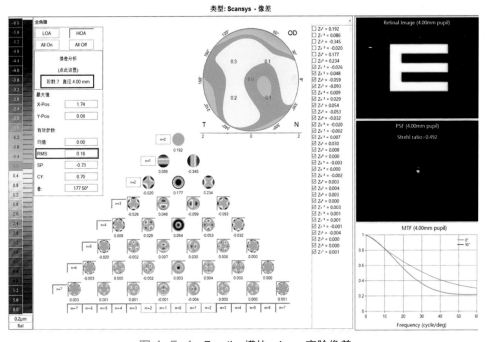

图 4-5-1　Zernike 模块：4mm 高阶像差

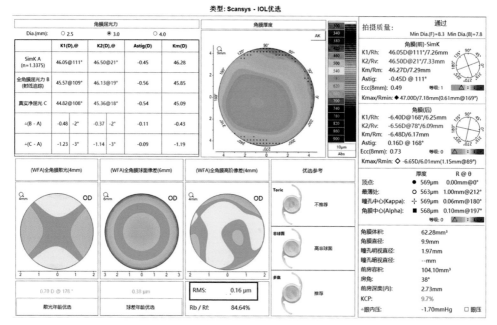

图 4-5-2　IOL 优选模块：4mm 高阶像差

　　笔者通过大样本横断面研究发现角膜高阶像差随年龄的非线性变化规律，全角膜高阶像差的年龄拐点为 46 岁，18～46 岁，全角膜高阶像差的增速平均为0.003μm/10 年；超过 46 岁之后，增速平均为 0.036μm/10 年。

　　例如对于某 47 岁患者，4mm 区全角膜高阶像差 0.46μm，是否适合植入多焦点 IOL？可以预期当他 61 岁时，角膜高阶像差 =0.46+（61-47）×0.003 6=0.51μm，这么明显的高阶像差可干扰多焦点 IOL 的光学性能发挥，因此，不建议选择多焦点 IOL。

　　需要指出的是，目前关于全角膜高阶像差随年龄的非线性变化规律是基于横断面研究得出的，因此对于具体的患者，变化情况可能存在一定程度的个体差异，需要在医患沟通时明确。

第六节　角膜前后表面曲率半径比与人工晶状体优选

新型 Scheimpflug 眼前节综合诊断分析仪的 IOL 优选模块（图 4-6-1）提供了患者的角膜前后表面曲率半径比值（back-front corneal radius ratio，B/F Ratio），该值基于角膜前后表面 4mm 区域内的角膜曲率半径。一般认为角膜 B/F Ratio≥80% 时，可以采用常规的 IOL 屈光力计算公式。低于此值时，需要考虑特定的 IOL 屈光力计算公式。

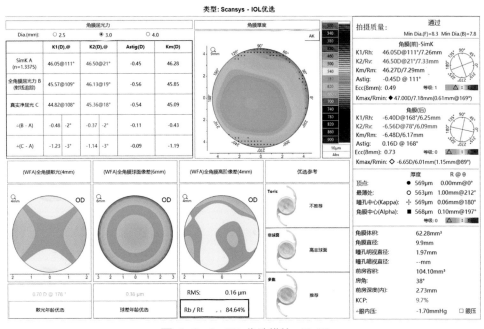

图 4-6-1　IOL 优选模块：Rb/Rf

B/F Ratio 值在角膜屈光手术后 IOL 选择中具有独特、重要的意义。角膜屈光手术迅猛发展，现在已经有 20 年前的 PRK 或者 LASIK 术后患者由于白内障而来就诊。他们能在 20 年前有勇气选择角膜屈光手术，反映了他们对视觉质量的重视。今天，他们要求做白内障手术，他们会有同样的要求。将来这样的患者会更多。我们需要迎接这个挑战。至少要在术前认识到角膜形态的变化，并据此采用特定的 IOL 屈光力计算公式。目前，角膜屈光手术后 IOL 屈光力计算的准确性低于未行过角膜屈光手术的正常人群。一般认为，导致角膜屈光手术后 IOL 屈光力计算误差的主要原因包括以下三方面。

（一）角膜真实屈光力测量不准确

角膜屈光手术改变了角膜的前表面形态，而角膜曲率计（如 IOLMaster、Lenstar 等）测量的是角膜旁中央环上若干点的角膜曲率，不能全面反映角膜整个区域，尤其是中央平坦区域的屈光力。故当角膜中央越平坦，仪器测量的位置越远离角膜中央，则误差越大。对于近视角膜屈光术后，该类仪器普遍高估了角膜屈光力，导致术后的远视偏差。

（二）屈光系数误差

基于角膜前表面的仪器如角膜曲率计、角膜地形图仪等均使用标准化的角膜屈光系数（多为 1.337 5），将测量获得的角膜前表面曲率转换成整个角膜屈光力。该转换公式基于以下两个假设：角膜厚度为 Gullstrand 模型眼所描述的 500μm；角膜前后表面曲率之比为固定常数（正常角膜约为 82%）。而角膜屈光手术后的角膜厚度和角膜前后表面曲率比均发生了较大改变，沿用 1.337 5 的标准屈光系数将导致较大的误差。

（三）IOL 计算公式不合适

IOL 计算公式（Hoffer Q、Holladay 1、SRK/T）通过眼轴或角膜曲率预测术后 IOL 的位置。但是多数角膜屈光术后的前房深度并未发生明显改变，故通过更平坦的角膜曲率来预测术后 IOL 的位置将导致误差。

研究指出，角膜屈光手术后患者的白内障术后的屈光误差（实际残留屈光度数与预留屈光度数的差值）与 B/F Ratio 相关。

- 当用 Holladay 1 公式进行 IOL 计算时，术后屈光误差与 B/F Ratio、眼轴相关，校正公式为：

$$（5.73-8.69 × B/F\ Ratio-0.69 × 前表面曲率半径 +0.29 × 眼轴）× 1.5$$

- 当用 SRK/T 公式进行 IOL 计算时，术后屈光误差仅与 B/F Ratio 相关，校正公式为：

$$（9.11-10.81 × B/F\ Ratio）× 1.5$$

该校正公式显示，当 B/F Ratio 每改变 1% 时，需要校正 0.162 15D。

- 即使 B/F Ratio 为人群平均值 82% 时，仍需要校正 0.37D；
- 当 B/F Ratio=84.27% 时，所需的校正量为 0；
- 当 B/F Ratio 偏离 5% 时，所需的校正量高达 0.81D。

可以看出不仅仅是角膜屈光手术后的患者需要进行 IOL 度数校正，未行角膜屈光手术但 B/F Ratio 偏离正常人群值的患者也可能需要进行 IOL 度数校正。但目前尚无研究针对正常人群的 B/F Ratio 进行 IOL 计算误差的回归分析，这部分人群的 IOL 度数计算尚有待进一步研究。

针对角膜屈光手术后的患者，目前临床上的 IOL 屈光力计算方式很多。目前常用的网络平台计算方法有以下几种。

- 美国白内障和屈光手术学会（American Society of Cataract and Refractive Surgery，ASCRS）网站的角膜屈光手术后 IOL 屈光度数计算器（http://iolcalc.ascrs.org），可选择近视激光术后（图 4-6-2）、远视激光术后以及放射状角膜切开术后。

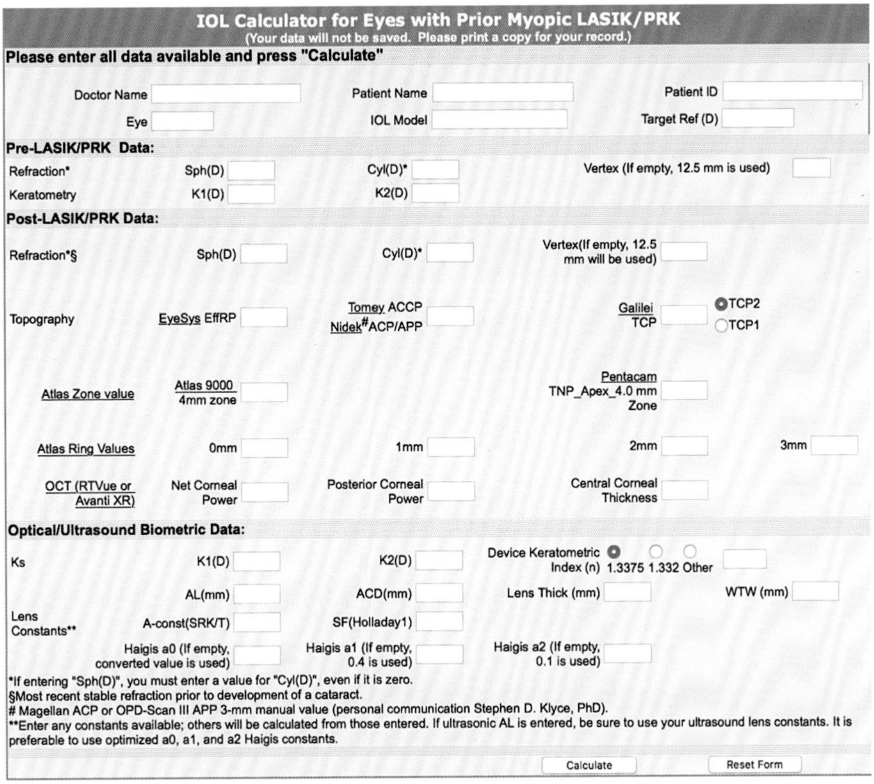

IOL Calculator for Eyes with Prior Myopic LASIK/PRK
(Your data will not be saved. Please print a copy for your record.)

Please enter all data available and press "Calculate"

Doctor Name　Patient Name　Patient ID
Eye　IOL Model　Target Ref (D)

Pre-LASIK/PRK Data:
Refraction*　Sph(D)　Cyl(D)*　Vertex (If empty, 12.5 mm is used)
Keratometry　K1(D)　K2(D)

Post-LASIK/PRK Data:
Refraction*§　Sph(D)　Cyl(D)*　Vertex(If empty, 12.5 mm will be used)
Topography　EyeSys EffRP　Tomey ACCP Nidek#ACP/APP　Galilei TCP　TCP2　TCP1
Atlas Zone value　Atlas 9000 4mm zone　Pentacam TNP_Apex_4.0 mm Zone
Atlas Ring Values　0mm　1mm　2mm　3mm
OCT (RTVue or Avanti XR)　Net Corneal Power　Posterior Corneal Power　Central Corneal Thickness

Optical/Ultrasound Biometric Data:
Ks　K1(D)　K2(D)　Device Keratometric Index (n)　1.3375　1.332　Other
AL(mm)　ACD(mm)　Lens Thick (mm)　WTW (mm)
Lens Constants**　A-const(SRK/T)　SF(Holladay1)
Haigis a0 (If empty, converted value is used)　Haigis a1 (If empty, 0.4 is used)　Haigis a2 (If empty, 0.1 is used)

*If entering "Sph(D)", you must enter a value for "Cyl(D)", even if it is zero.
§Most recent stable refraction prior to development of a cataract.
Magellan ACP or OPD-Scan III APP 3-mm manual value (personal communication Stephen D. Klyce, PhD).
**Enter any constants available; others will be calculated from those entered. If ultrasonic AL is entered, be sure to use your ultrasound lens constants. It is preferable to use optimized a0, a1, and a2 Haigis constants.

Calculate　Reset Form

图 4-6-2　美国白内障和屈光手术学会角膜屈光手术后 IOL 屈光度数计算器

- 亚太白内障和屈光手术医师协会（Asia-Pacific Association of Cataract and Refractive Surgeons，APACRS）网站的 Barrett True-K 公式（http://www.apacrs.org/disclaimer.asp?info=2，图 4-6-3）。

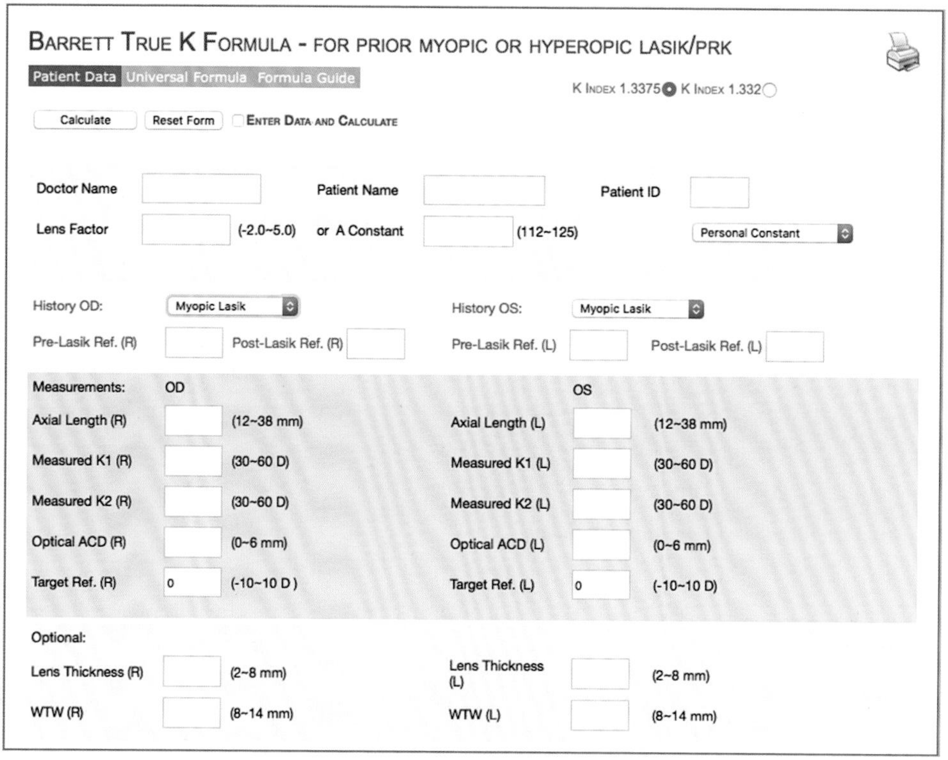

图 4-6-3　亚太白内障和屈光手术医师协会 Barrett True-K 公式

- 新型 EVO 公式也提供了近视 LASIK 和 PRK 术后患者 IOL 屈光力的计算
（https://www.evoiolcalculator.com/calculator.aspx，图 4-6-4 ）。

EVO Formula IOL CALCULATOR v2.0　　　　　　　　　　Tun Kuan Yeo

Patient Name		Argos Biometer　No
Patient Identifier		
Surgeon		○ Right Eye　　○ Left Eye
Axial Length		A Constant
K1 (Flat)		
K2 (Steep)		IOL Model　Standard
Optical ACD		K Index　1.3375
Lens Thickness^Optional		Post LASIK/PRK　No
CCT^Optional		
Target Refraction　0		Calculate　　Clear

Advanced Options (Post Myopic LASIK/PRK)

IOLMaster 700 Total Keratometry	Refractive History
PK1	Pre LASIK SE
PK2	Post LASIK SE

图 4-6-4　EVO 公式

患者术前需要行 Scheimpflug 眼前节综合诊断分析仪（如 Scansys）/角膜曲率计检查、光学相干断层成像仪（如 IOLMaster 或 Lenstar LS 900）等检查。

进入上述 IOL 屈光力计算网站，尽可能多地填写所需参数，并获取计算结果。参考上述三个 IOL 屈光力计算器的结果选择合适的 IOL 屈光度数。

在选择好 IOL 之后，建议同时准备两枚备用 IOL，分别比预选的 IOL 屈光度数高和低 0.50D。在白内障手术过程中，有条件的单位可使用实时波前像差分析仪（optiwave refractive analysis，ORA）确认所需的 IOL 屈光度数，若 ORA 的结果与预选好的 IOL 的屈光度数差异较大，则从备选 IOL 中选择合适的 IOL。

第五章

角膜接触镜的仿真试戴

角膜接触镜，特别是硬性角膜接触镜的验配，需要理论及实践相结合，经验的积累需要长期的学习曲线。采用软件模拟试戴过程，计算推荐试戴镜片参数可以帮助初学者快速成长，并提高临床验配效率。

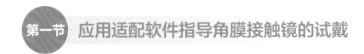

第一节 应用适配软件指导角膜接触镜的试戴

一、角膜塑形镜的模拟试戴

角膜塑形镜是一类特殊的硬性高透氧角膜接触镜，根据每位患者角膜形态和屈光状态而特殊设计、订制。镜片后表面的逆几何设计使镜片后表面与角膜前表面之间形成特殊的泪液层分布，利用这种特殊的泪液分布形成的力学作用达到使角膜"塑形"的效果。角膜塑形镜的验配方式有如下几种。

1. 基于角膜中央 K 值和偏心率（eccentricity，e）值设计的经验验配　这是早期最为简便的参数设计方法，需要屈光度、角膜中央 K 值和 e 值、角膜直径等。根据 K 值和 e 值将角膜前表面简化为理想化、e 值为常数的从中央到周边逐渐平坦的非球曲面。根据经验公式计算出相应的镜片参数。该方法简单、易用，但一次性验配成功率较低，为 70% ~ 80%。

2. 基于角膜地形图设计软件直接验配　使用角膜地形图采集患者角膜地形数据，根据镜片后表面与角膜前表面的理想泪液分布，由专门的计算机设计软件进行计算获得镜片参数。该方法为验配人员提供便利，但不同类型地形图的数据定义和格式有异，因此没有理想的第三方软件可以兼容所有的地形图数据，存在缺陷，一次性验配成功率为 75% ~ 85%。

3. 标准试戴片法　通过设计软件、人工计算及临床经验等设计出一套标准试戴镜片。分析患者角膜地形图形态特征，通过镜片试戴中的配适评估及试戴后的地形图变化，根据试戴过程及结果调整试戴参数，订制最终镜片参数处方。标准试戴片法成功率高达 95%，但对于操作者的经验有较高要求，验配过程耗时长，操作者的学习曲线较长，同时需要庞大的试戴片库。

角膜塑形镜验配基于矢高配适原理，即镜片在角膜着陆区直径范围内的镜片高度与角膜高度相匹配，不论各品牌镜片设计和参数表达方式的差异如何，镜片与角膜高度间的匹配性决定最终验配是否成功。

　　角膜详细高度的数据采集对接触镜参数选择有很大帮助。通过接触镜模拟模块提供患者配戴接触镜的荧光模拟图，以仿真模拟配戴的适合性。验配者对镜片参数进行修正以获得理想的荧光模拟效果，通过模拟参数的调整可以快速直观展现调整后的配适荧光模拟图，减少试戴过程中的换片次数，提高试戴效率。

　　示例1：患者，女，11岁，左眼屈光度 –4.00DS=1.0，角膜曲率44.75@15/45.25@105，HVID（horizontal visible iris diameter，可见虹膜横径）11.7mm。角膜地形图轴向屈光力图提供角膜的形态分布特征信息，可获知角膜上下方及鼻颞侧形态是否对称，是否有角膜散光，角膜散光的形态、范围及程度（图5-1-1）。该病例轴向屈光力图显示角膜少量边到边角膜散光，对称性稍差。

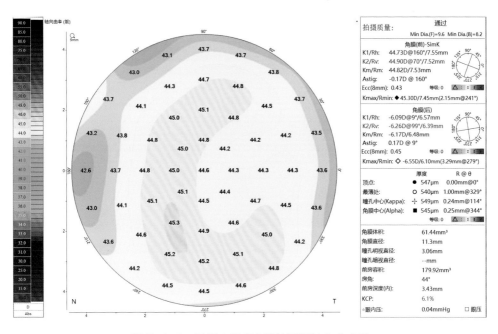

图 5-1-1　示例1患者角膜地形图轴向曲率图

　　与轴向屈光力图显示方式相反，在角膜地形图高度图中，角膜陡峭部位的高度显示为冷色调负值，角膜平坦部位的高度显示为暖色调正值（图5-1-2）。在角膜顺规散光形态下，平坦径线处高度高而陡峭径线处的高度低。4mm半弦长位置的平坦与陡峭径线的高度差值，是提示是否需要使用环曲 / 双矢高镜片的依据。

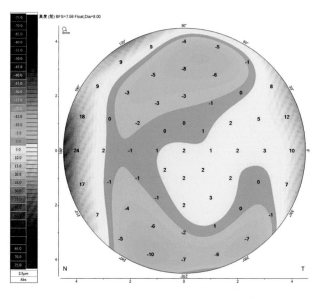

图 5-1-2　示例 1 患者角膜地形图高度图

通过输入设计的各弧段参数可模拟戴镜荧光染色图并获知镜下泪液厚度数据分布，其中 R 表示各段弧的中心曲率半径，W 表示各段弧的宽度（图 5-1-3D）。窗口左上角（图 5-1-3A）给出了当前患者角膜前表面平 K 曲率半径及所在位置（绿线）、陡 K 曲率半径及所在位置（红线），以及 4mm 半弦长处的 e 值（eccentricity，偏心率）。根据这些数据编辑全部镜片数据后保存，系统自动模拟该镜片数据与角膜的配戴情况。图 5-1-3B 为泪液剖面示意图，理想的泪液剖面图泪液厚度中央为 5~10μm，配适弧区约 20μm，反转弧区泪液厚度最厚，随着角膜曲率及目标降度变化而有所不同。在进行参数调整时，可以直观观察镜下泪液的分布是否合适。同时可在模拟效果窗体的右上角点击图标在 2D 和 3D 示意图间进行切换（图 5-1-3C）。镜片任意弧段的数据更改都会在该示意图上以高亮显示，这样使操作者更加清晰地认识到各段弧详细数据的含义。该患者的常规设计模拟图可以发现平坦径线处的荧光配适非常好，而在陡峭径线上，存在泪液高度过高，提示最终需要采用环曲设计的镜片。

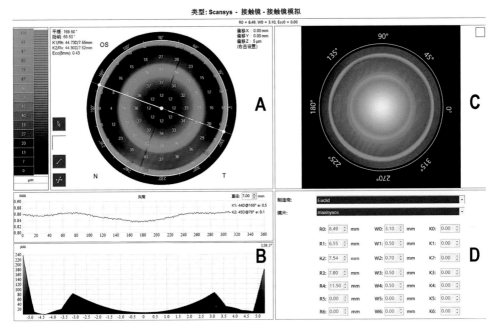

图 5-1-3　示例 1 患者模拟配戴常规设计角膜塑形镜荧光染色图及泪液剖面图

　　该患者在实际的试戴片验配过程中，予 44.75/-4.00/10.6 AC44.75 T1.50D 的镜片参数设计。与常规镜片荧光模拟图相比较，实际配戴图与模拟试戴的结论一致，当采用环曲设计镜片时，镜片的全周均可以与角膜相匹配（图 5-1-4）。

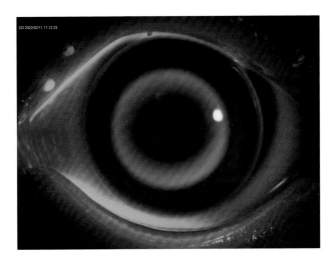

图 5-1-4　示例 1 患者实际环曲设计荧光染色图

在前述理想参数设计情况下，通过增加配适弧 AC 段的曲率半径，使 AC 变平坦，从而降低镜片整体矢高来改变配适，通过软件模拟的荧光染色图观察矢高降低后镜片与角膜的配适关系。在常规临床试戴中，如果降低镜片矢高，裂隙灯显微镜下配适评估会观察到镜片活动度增加，荧光染色中央基弧区接触，AC 区泪液充盈出现明显荧光堆积。镜下泪液分布特点呈现中央泪液厚度明显减少甚至为 0，而配适弧区泪液厚度增加。比如增加配适弧 AC 段的曲率半径，使 AC 变平 0.2mm，降低镜片矢高，在模拟荧光染色图中可见配适弧区段荧光充盈明显（图 5-1-5）。下方的泪液剖面图显示在 3.5～4.5mm 半弦长位置 AC 弧段，泪液高度超过 40μm。

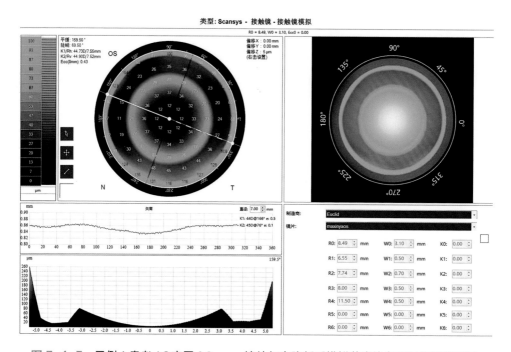

图 5-1-5 示例 1 患者 AC 变平 0.2mm，镜片矢高降低后模拟荧光染色图及泪液剖面图

在理想参数设计情况下，通过减少配适弧 AC 段的曲率半径，使 AC 变陡峭，从而增加镜片整体矢高来改变配适，通过软件模拟的荧光染色图观察矢高增加后镜片与角膜的配适关系。临床试戴中，如果增加镜片矢高，裂隙灯显微镜下配适评估会观察到镜片活动度减小，荧光染色中央基弧区拱顶现象（泪液堆积），AC 区压迫接触出现明显暗区。镜下泪液分布特点显示中央泪液厚度明显增加，而配适弧区泪液显著减少甚至为 0。比如减小配适弧 AC 段的曲率半径，使 AC 变陡 0.2mm，以增加镜片矢高，在模拟荧光染色图中可见配适弧区段压迫明显，呈现显著的暗区（图 5-1-6）。泪液剖面图显示 AC 弧区段泪液高度接近于 0。

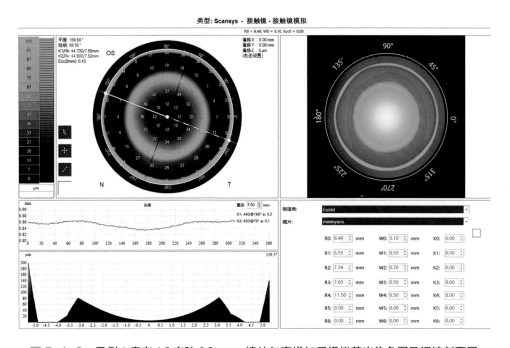

图 5-1-6　示例 1 患者 AC 变陡 0.2mm，镜片矢高增加后模拟荧光染色图及泪液剖面图

在镜片矢高调整中，除改变配适弧曲率半径外，还可通过改变反转弧 RC 段的曲率半径来调整镜片矢高。在配适弧曲率半径不变的基础上，增加 RC 的曲率半径，通过降低 RC 弧段矢高来减小镜片整体矢高。在临床裂隙灯显微镜下镜片评估中，可以看到在不改变 AC 值，单独降低 RC 矢高时，配适弧段的荧光出现明显充盈，中央基弧区接触。镜下泪液分布显示 RC 段泪液厚度减小，中央 BC 区泪液厚度明显减少甚至与角膜接触，AC 段泪液厚度增加。比如在前述理想参数设计下，增加反转弧 RC 段的曲率半径，使 RC 变平 0.3mm，降低镜片矢高，在模拟荧光染色图中可见配适弧区段荧光充盈明显（图 5-1-7）。泪液剖面图显示 AC 弧段泪液高度远超过 40μm。

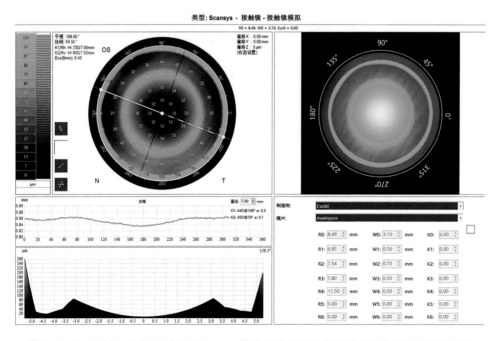

图 5-1-7　示例 1 患者 RC 变平 0.3mm，镜片矢高降低后模拟荧光染色图及泪液剖面图

同理，在配适弧曲率半径不变的基础上，减小 RC 的曲率半径，通过增加 RC 段矢高来增加镜片整体矢高。在裂隙灯显微镜下镜片评估中，可以看到在不改变 AC 值，单独增加 RC 矢高时，配适弧段出现明显暗区，中央基弧区泪液充盈，呈现高荧光。镜下泪液分布显示 RC 段泪液厚度增加，中央 BC 区泪液厚度明显增加出现拱顶现象，AC 段泪液厚度明显减少甚至为 0。比如减小反转弧 RC 段的曲率半径，使 RC 变陡 0.3mm，增加镜片矢高，在模拟荧光染色图中可见配适弧区段压迫明显（图 5-1-8）。泪液剖面图显示 AC 弧段泪液高度为 0，镜片对角膜形成明显压迫。

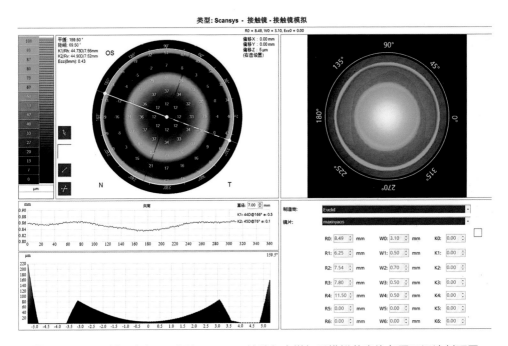

图 5-1-8　示例 1 患者 RC 变陡 0.3mm，镜片矢高增加后模拟荧光染色图及泪液剖面图

通过以上的调整及模拟演示，可以在不进行试戴的情况下了解到各参数调整后对于配适的影响，对于验配初期阶段的学习，或是临床工作中的实际试戴验配，都可以起到减少试戴次数，提高试戴成功率的作用。

二、硬性高透氧角膜接触镜的模拟试戴

硬性高透氧角膜接触镜（rigid gas permeable contact lens，RGPCL）配戴获得良好视力及视觉质量的前提是，镜片具备良好的设计，如最佳边缘和形态设计，并达到平行配适状态的镜片，有助于提高配戴舒适度。验配试戴是为了让镜片后表面形状与角膜形态更贴合。常规 RGP 设计分为中央基弧区和周边区，周边区可由多个弧段过渡或为周边区域逐渐变平坦的非球面周边设计。相对而言，普通 RGP 的验配较角膜塑形镜简单易操作。

示例 2：患者，男性，15 岁，左眼屈光度 –2.00DS/–1.00DC×150=1.0，希望配戴 RGP 矫正屈光不正。角膜地形图轴向曲率图提示角膜平坦 K 值 41.69D@153/8.10mm，陡峭 K 值 42.85D@63/7.88mm，地形图形态示散光较居中，但不对称，上方陡峭（图 5–1–9）。

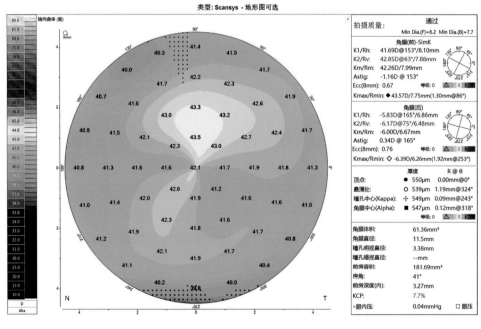

图 5-1-9　示例 2 轴向曲率图

　　采用球面三弧段 RGP 设计，输入需要拟合的各弧段宽度及曲率半径，获得模拟 RGP 荧光染色图，模拟荧光染色可以发现镜片与角膜为平行配适的理想状态，边翘合适（图 5-1-10）。根据泪液剖面图可见镜片与角膜之间存在非常薄的泪液层，这样在获得良好的矫正视力的同时，保障戴镜安全性。

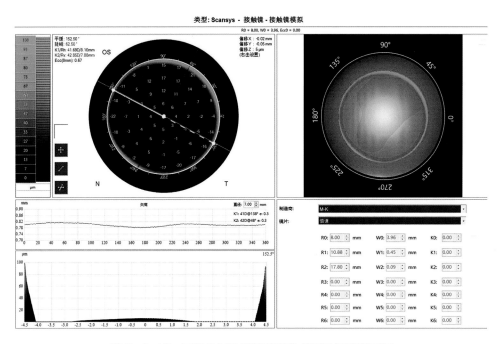

图 5-1-10　示例 2 RGP 模拟荧光染色图及泪液剖面图

第二节 自主分析角膜地形图选择试戴片

如前所述，角膜塑形镜验配中标准试戴片法成功率高达 95%。镜片的选择基于角膜形态（确定 AC）、目标近视降度（确定 BC）和水平 HVID（确定镜片直径）。小范围的角膜散光或角膜散光在 1.50D 以内，可尝试球面镜片；顺规角膜散光度数高于 1.50D，则考虑环曲设计镜片。

试戴片参数的选择是对镜片设计（球面还是环曲）及配适弧的选择。首先确定角膜平坦 K 值及陡峭 K 值，数值可通过角膜曲率仪或角膜地形图获得。角膜形态并非完美球面，是中央陡峭、周边平坦的非球面形态，因此配适弧的参数并非与中央曲率值一致。如何根据曲率值及角膜形态去选择首片试戴片参数，需要一定的理论及实践经验。地形图数据中采用角膜 e 值代表角膜形态偏心率，即角膜顶点开始到周边的曲率变化率，用来评估角膜形态分布。当 e 值为 0 时，代表为球面；e 值在 0 到 1 之间，为椭圆。e 值越大，角膜周边越为平坦，这提示所需要选择的配适弧 AC 曲率较中央角膜曲率更平坦（图 5-2-1）。

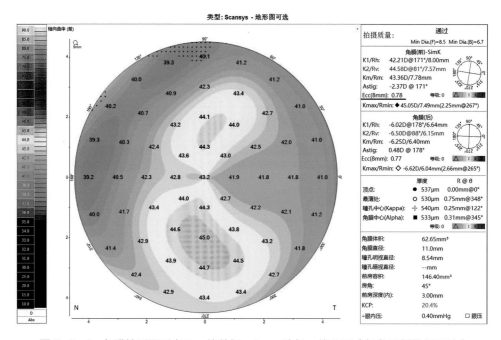

图 5-2-1　角膜地形图形态及 e 值数据，8mm 弦长 e 值 0.78（红色下划线标示处）

资深角膜塑形镜医生可以根据个人经验快速选择试戴参数，首片试戴成功率高。角膜塑形镜验配学习曲线长，个体差异非常大，对于初次接触角膜塑形镜的验配医生，在选择首片试戴片时较难把控，往往会反复多次尝试。对于患者而言耗时长，同时多次试戴会导致角膜形态的改变，评估结果更为不确定，可能需要患者改日再次试戴，满意度降低，同时验配者的学习信心减小。在早期学习阶段，对于参数的选择存在疑问时，可以通过公式计算来选择需要试戴的配适弧的参数，简化公式提示 $AC=FK+（-3.465×e^2-0.3396×e+0.26）+1.0$。但在实际操作过程中，如果每位患者去进行计算分析需要耗费大量时间，而采用地形图设备内置的计算软件，根据角膜形态分布及其数据进行计算分析，可以快速提供首片的试戴参数，给予选片指导。

示例 3：患者屈光度球镜 –2.75D，柱镜 –1.50D，角膜地形图示角膜平坦 K 值 42.21D，陡峭 K 值 44.58D，e 值 0.78，根据屈光度、K 值、e 值和角膜 8mm 弦长高度差，软件计算出接触镜参数 AC 值为 40.81D（图 5-2-2）。

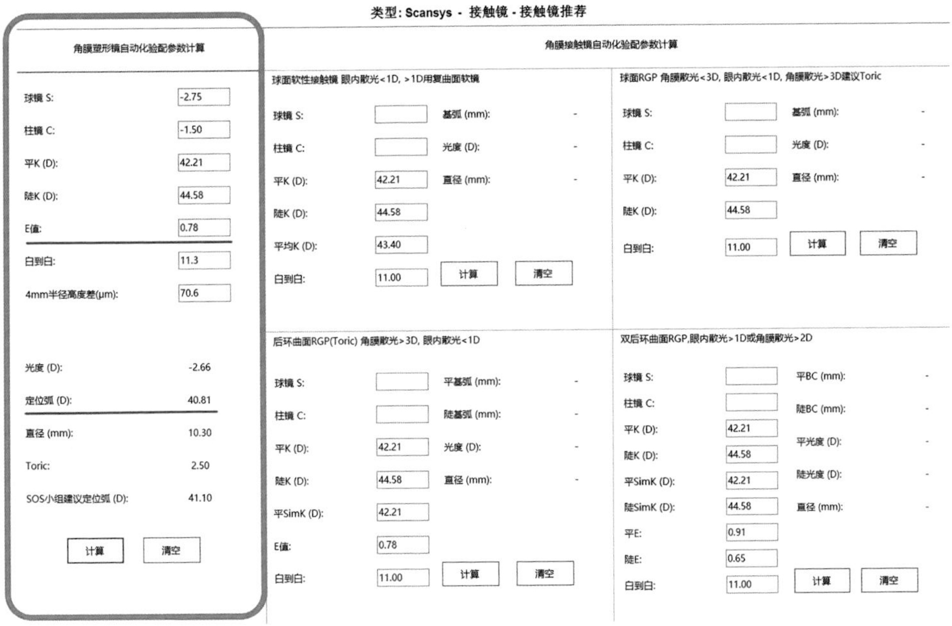

图 5-2-2　e 值为 0.78 时，接触镜参数计算结果

若保持其他数据不变，将 e 值数据改小，可以发现提示的试戴参数 AC 变得陡峭，为 41.81D（图 5-2-3）。

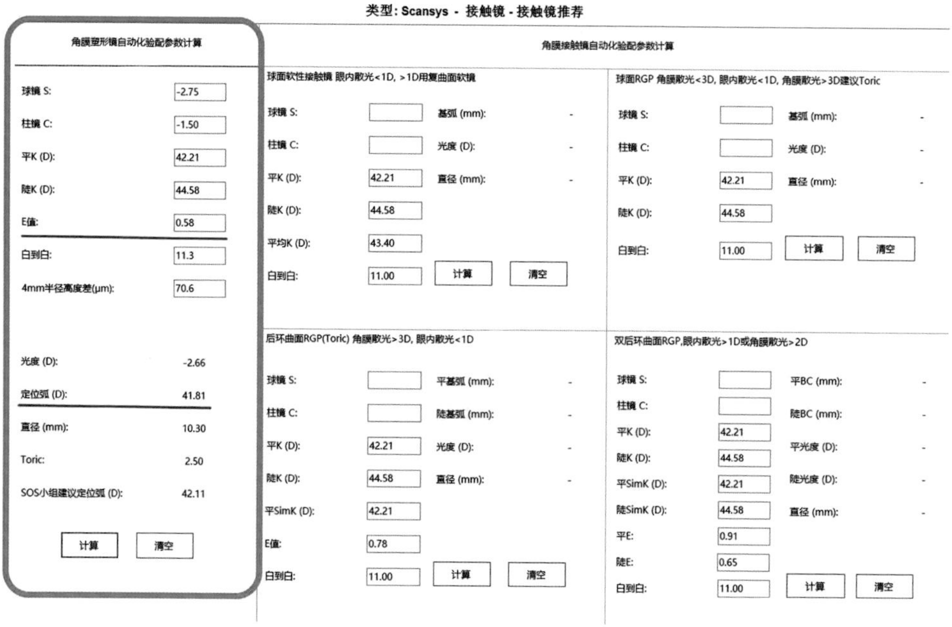

图 5-2-3 若 e 值为 0.58，其他数据不改变时，接触镜参数计算结果

计算模拟的镜片参数最终还需要实际试戴进行最终的处方确定，但是在接触镜的初学阶段可简单有效提供选片指导，提高试戴成功率，缩短学习曲线。

第六章

青光眼分析中的应用

第一节 青光眼眼前段相关检查

青光眼是导致不可逆视力损害的主要原因之一。根据前房解剖结构的不同，青光眼可进一步分为开角型青光眼和闭角型青光眼两类。与开角型青光眼不同，闭角型青光眼以房角关闭所导致的急性或慢性眼压升高为主要诊断依据，可伴有或不伴有青光眼性视盘改变和视野损害。闭角型青光眼的分布主要集中在以我国为代表的亚洲国家，由于其较高的致盲率，闭角型青光眼的防治仍然是目前防盲治盲领域的重要挑战。由于治疗方案的不同，在人群筛查和临床诊疗中，闭角型青光眼需要与开角型青光眼和包括白内障在内的其他眼部疾病进行鉴别。除了病史采集和常规眼科检查外，眼前段相关检查对于闭角型青光眼的诊断至关重要，为其诊断分期和进一步治疗提供了结构和形态依据。

青光眼相关的眼前段检查主要包括房角镜检查、超声生物显微镜（ultrasound biomicroscopy，UBM）、眼前段光学相干断层成像（anterior segment optical coherence tomography，AS-OCT）等。房角镜是判断房角关闭最基本、最直观的检查手段，可以观察到小梁网色素沉着和周边前房角粘连等形态结构的改变。房角镜对患者的配合度要求较高，还依赖于检查者的操作技术和临床经验，所以在不同检查者之间的一致性并不理想。除此之外，房角镜检查具有很大的主观性，无法留存客观的影像学资料。UBM是一种利用高频超声波观察眼前段断层结构的眼科学检查，除了能提供高分辨率角膜、房角、前房和晶状体的影像外，UBM还是目前唯一能在生理条件下无创地显示睫状体和后房的检查手段。但作为接触性检查，UBM检查操作复杂、需要患者进行配合、检查结果易受到检查环境和病理生理情况影响。上述局限性均限制了UBM在临床和研究中的应用。AS-OCT检查的原理与UBM类似，可以得到眼前段的高分辨率断层成像。AS-OCT不需要接触患者眼球，所需的检查时间更短，这与其使用低相干光波而非超声波有关。不过AS-OCT并不能显示小梁网细节和睫状体形态等信息，对房角关闭诊断的特异性不高。

除了上述检查外，Scheimpflug照相技术也可以应用于青光眼眼前段相关检查。与UBM和AS-OCT不同的是，Scheimpflug照相技术使用可见光，通过旋转式断层扫描获取更大的景深，可同时采集角膜到晶状体后囊的清晰图像。在

1～2秒的时间内，Scheimpflug照相可以获得20～60张前房横切面图像，通过图像整合和立体重建，自动化软件可以通过分析Scheimpflug图像计算出前房和房角结构相关参数。与AS-OCT类似，Scheimpflug照相属于非接触性检查，操作相对简便，而且其测量结果在开角受试者中可重复性更好。但需要注意的是，Scheimpflug照相同样不适用于对睫状体和后房形态结构的检查。

第二节　Scheimpflug 技术在青光眼筛查中的应用

Scheimpflug眼前节综合诊断分析仪目前在临床上的应用非常广泛，本章就以Scansys为例，简要介绍Scheimpflug技术在青光眼筛查中的应用。Scansys的房角分析模块（图6-2-1）通过对各个角度位置前房和房角横截面图像进行灰度值计算，可以得到房角开放距离（angle opening distance，AOD）和小梁虹膜空间面积

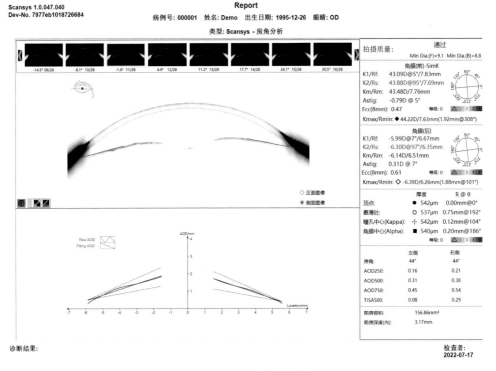

图 6-2-1　房角分析模块

（trabecular iris space area, TISA）等参数，用于窄房角患者或青光眼患者的相关筛查。

从巩膜突向前 250、500 和 750μm 为起点，在角巩膜内表面垂直于小梁网表面做一直线与虹膜平面相交于另一点，两点间的直线距离就是 AOD250、AOD500 和 AOD750（图 6-2-2）。在巩膜突处做垂直于小梁网表面的直线与虹膜平面相交于另一点，以该段距离和 AOD500 为底，以虹膜前表面和角巩膜内表面为边围成的面积就是 TISA500。根据 AOD 线段位置的不同，TISA 同样可以标记为 TISA250 或 TISA750。

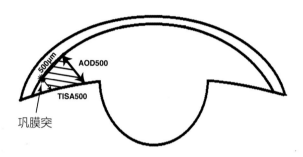

图 6-2-2　房角开放距离（AOD500）和小梁虹膜空间面积（TISA500）

Scheimpflug 眼前节综合诊断分析仪的房角分析模块在界面下方给出了当前图像角膜顶点两侧原始 AOD 分布趋势（红色）和直线拟合分布趋势（绿色）。白色虚线表示正常房角的分布范围，超过虚线范围考虑存在房角异常。在趋势图上单侧单击任意两个位置，自动算出角度变化值，下图两条黄色虚线之间角度变化为 24.07°（图 6-2-3）。

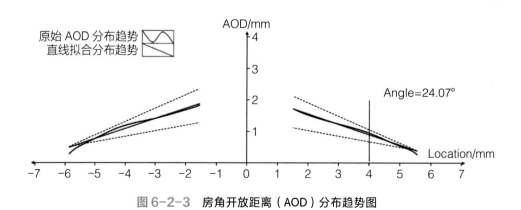

图 6-2-3　房角开放距离（AOD）分布趋势图

　　除了眼前段检查外，眼压测量在青光眼诊断和治疗也发挥着重要的指导作用，但包括 Goldmann 压平眼压计在内各种方法的测量结果都会受到中央角膜厚度的影响。Scheimpflug 眼前节综合诊断分析仪内置了 Kohlhaas 法，可以依据不同的角膜厚度和角膜曲率对眼压测量值进行校正。此外，该设备还包含了 Dresdner 法、Ehlers 法、Orssengo/Pye 法和 Shah 法，可以依据中央角膜厚度对眼压进行校正。其中 Dresdner 法、Ehlers 法、Shah 法的眼压修正值与中央角膜厚度呈负相关；Orssengo/Pye 法的校正值随中央角膜厚度的增减依指数曲线关系变化。一般建议薄角膜患者使用 Dresdner 公式对眼压进行校正（图 6-2-4），而角膜屈光手术后使用 Ehlers 法对眼压进行校正（图 6-2-5）。

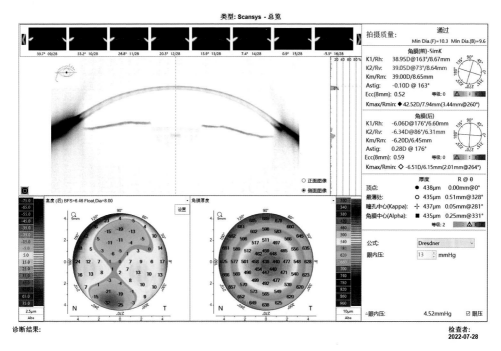

图 6-2-4　薄角膜患者的眼压校正

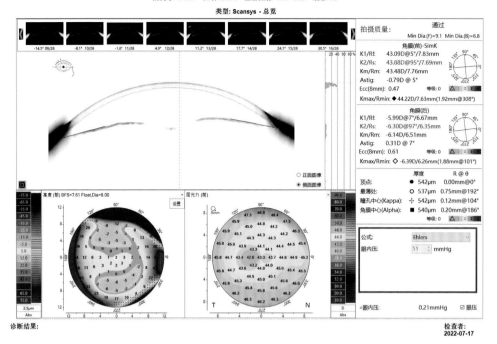

图 6-2-5 角膜屈光手术后的眼压校正

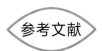

1. RABINOWITZ Y S. Keratoconus. Surv Ophthalmol, 1998, 42(4): 297-319.

2. KENNEDY R H, BOURNE W M, DYER J A. A 48-year clinical and epidemiologic study of keratoconus. Am J Ophthalmol, 1986, 101(3): 267-273.

3. 中华医学会眼科学分会角膜病学组. 中国圆锥角膜诊断和治疗专家共识（2019 年）. 中华眼科杂志，2019，55（12）：891-895.

4. BELIN M W, DUNCAN J K. Keratoconus: The ABCD grading system. Klin Monbl Augenheilkd, 2016, 233(6): 701-707.

5. KRUMEICH J H, DANIEL J. Lebend-epikeratophakie und tiefe lamelläre keratoplastik zur stadiengerechten chirurgischen behandlung des keratokonus (KK) Ⅰ~Ⅲ [Live-epikeratophakia and deep lamellar keratoplasty for stage-related treatment of keratoconus]. Klin Monatsbl Augenheilkd, 1997, 211(2): 94-100.

6. BOURGES J L. Corneal dystrophies. J Fr Ophtalmol, 2017, 40(6): e177-e192.

7. CHOI S I, KIM E K. Autophagy in granular corneal dystrophy type 2. Exp Eye Res, 2016, 144: 14-21.

8. DI GIROLAMO N, CHUI J, CORONEO M, et al. Pathogenesis of pterygia: Role of cytokines, growth factors, and matrix metalloproteinases. Prog Retin Eye Res, 2004, 23(2): 195-228.

9. KRACHMER J H, FEDER R S, BELIN M W. Keratoconus and related noninflammatory corneal thinning disorders. Surv Ophthalmol, 1984, 28(4): 293-322.

10. MØLLER H U. Granular corneal dystrophy Groenouw type Ⅰ. Clinical and genetic aspects. Acta Ophthalmol Suppl, 1991(198): 1-40.

11. MUNJAL A, KAUFMAN E J. Arcus Senilis (Corneal Arcus)// StatPearls. Treasure Island (Fl): StatPearls Publishing, 2022.

后记

　　纪元十九，Scheimpflug 兴，念其焦深大且形变小，遂引入眼科测量。有幸得之以窥其貌，躬身试之，叹其功能广新。经有数年使用，吾愈感此器或大有所为。其间，余与俞兄合作，发表相关著文。思前想后，念国内尚无文卷可翔实阐之，觉实有必要与众推享，助吾土利器扬名更进。思及此，不敢懈怠，遂于二一年中着手启之。一人之力不足也，邀业内同道共行此举。

　　此间一年有余，不可不谓艰辛也，夜会周公犹念此书进度，忙中偷闲难舍反复推敲，惟恐有所纰漏，其中亦有趣味良多。吾亦感念于陈敏、陈志、陈中幸、何明光、黄小敏、金以利、宁睿、潘虹霞、涂瑞雪、万婷、邢文倩、叶俊明、余金津、俞阿勇、张天娇、周佳奇诸君之助，此书之成，其上数人多有辛劳，互为益友，亦为良师，赧于表达，常念于心。

　　《Scheimpflug 眼前节综合诊断分析仪临床应用》一书既涵原理、读图要法，又有临床应用之经验，佐之足足案例，浅显易懂。每一章节均有要义，可细细阅之，如有所获，无大无小，则不虚此行。

　　此书终稿，欢喜之余，吾亦惴惴，恐有不足，敬请指正。

黄锦海

二〇二三年 春